AF501840

à conserver

FONCTIONS ET MALADIES

DU

SYSTÈME NERVEUX.

IMPRIMERIE DE MOQUET ET COMP.
rue de la Harpe, 90.

LEÇONS

SUR LES

FONCTIONS ET LES MALADIES

DU

SYSTÈME NERVEUX,

PROFESSÉES AU COLLÉGE DE FRANCE,

PAR M. MAGENDIE.

RECUEILLIES ET RÉDIGÉES

PAR C. JAMES.

INTERNE DES HOPITAUX.

REVUES PAR LE PROFESSEUR.

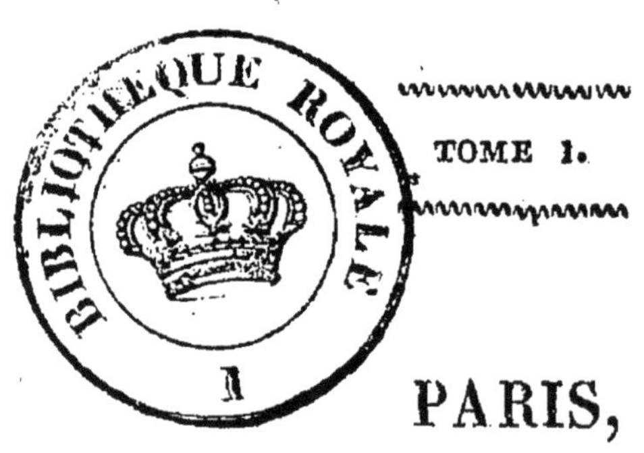

TOME I.

PARIS,

CHEZ ÉBRARD, LIBRAIRE-ÉDITEUR,

RUE DES MATHURINS S. JACQUES, 24.

1839.

LEÇONS

SUR LE

SYSTÈME NERVEUX.

PREMIÈRE LEÇON.

7 décembre 1838.

SOMMAIRE. Direction spéciale du cours.—État de nos connaissances en médecine.—Préjugés relatifs aux lois vitales et aux lois physiques.—Les sciences positives appliquées aux études médicales.—Utilité de l'examen du sang dans les maladies.—Bruits anormaux du cœur liés avec l'état particulier du sang.—Cas remarquable d'incoagulabilité du sang.—Réformes introduites dans la médecine par la physiologie expérimentale.—Chimie appliquée à l'étude des maladies.—On ignore les usages d'un très grand nombre d'organes.—Que sait-on sur le corps thyroïde, la rate, le foie, le pancréas, les capsules surrénales, le thymus, les vaisseaux lymphatiques, le système nerveux ganglionnaire.—Nous cherchons à nous dissimuler notre propre ignorance.—Du scepticisme dans les sciences.—Plan du cours.—On traitera de l'étude expérimentale du système nerveux.—Questions que cette étude embrasse.

MESSIEURS,

Pour m'élever à la hauteur de l'enseignement qui caractérise aujourd'hui les chaires du collége de France, j'ai surtout besoin de vous parler avec une entière franchise et de vous dire, bien qu'il m'en coûte, la vérité tout entière. Messieurs, la médecine que je dois vous enseigner est une science à faire; tandis que les sciences physiques ont obéi à un brillant essort, la médecine est restée dans un état humiliant d'infériorité. Vous la voyez actuellement à peu près ce qu'elle était à son berceau : elle a traversé les siècles, oscillant d'erreur en erreur, alors qu'elle croyait avancer. D'où vient cette fatalité? Ce ne sont pourtant pas les fortes têtes, les hommes de génie qui ont manqué à la médecine. Peu de sciences ont produit autant de travaux, peu d'études ont autant d'attrait, aucun sujet ne nous touche d'aussi près puisque ce sujet c'est nous-mêmes. Tout cela est vrai; aussi la cause du mal, vous la trouverez dans les préjugés scholastiques qui ont aveuglé les meilleurs esprits, vous la trouverez aussi dans l'état d'enfance où étaient certaines branches des connaissances humaines qui seules pouvaient porter la lumière dans la science de la vie.

On croyait, et, j'ai honte de l'avouer, beaucoup de gens croient encore aujourd'hui, qu'il n'y a rien de commun entre les propriétés des corps vivants, et celles de la matière inerte. Ainsi la vie s'explique par la vie : en d'autres termes, l'inconnu s'explique par l'inconnu.

Oui, il est des lois vitales propres aux corps vivants, lois que ne possède pas la matière inerte, mais aussi il est d'autres lois communes à la matière brute et aux corps vivants. Sans cette distinction fondamentale, pas de progrès possible. Chercher à expliquer un phénomène physique par les lois vitales, uniquement parce que ce phénomène se passe dans un corps vivant, est une idée aussi déraisonnable que de parler vitalité à propos d'un corps inorganique.

Il existe donc dans les corps vivants deux sortes de phénomènes, les uns vitaux, les autres physiques.

Les seconds ont été étudiés par nous depuis plusieurs semestres. J'ai demandé à la chimie, à la physique, à la mécanique, l'explication de bon nombre de faits que jusqu'ici on avait regardés comme en dehors des lois générales de la nature, et vous savez si notre attente a été trompée. Privés des lumières dont ces sciences brillent aujourd'hui avec tant d'éclat, nos devanciers ne pouvaient faire ce que nous avons tenté ; soyons donc justes envers eux et nous serons indulgents. Je serai plus sévère à l'égard de ces esprits rétrogrades qui de nos jours semblent avoir voué une sorte de culte aveugle à d'antiques erreurs.

Certains phénomènes vitaux, nous occuperont pendant ce semestre ; je n'ai pas besoin d'ajouter qu'il ne sera plus question de physique, de chimie, de mécanique, autrement que pour l'analyse matérielle de la substance organique dont nous rechercherons les propriétés. Les lois physiques n'empiéteront pas sur les lois vitales, pas plus que les lois vitales n'ont empiété naguère sur les lois physiques.

Telle est notre méthode, et il en faut une, car, abandonnée à elle-même, l'imagination est bien peu de chose. Aussi que devez-vous le plus admirer, ou de la fécondité de notre esprit ou de sa stérilité, en passant en revue les fastidieux commentaires dont chaque fonction a été l'objet.

Ce n'est qu'en cultivant les sciences positives qu'on arrivera à quelque chose de certain en médecine. Le vrai médecin n'est pas toujours celui qui prétend avoir beaucoup vu, beaucoup observé. Parce que pendant plusieurs années vous aurez écouté les battements du cœur et les râles de la poitrine, en saurez-vous plus long que l'ouvrier mécanicien qui entend chaque jour et à chaque instant le choc du balancier et le murmure des rouages ?

Commencez toujours par analyser les phénomènes, par isoler ce qui est physique de ce qui est vital. Voici une artère ; elle vit de la vie commune, jouit des propriétés qui appartiennent aux tissus vivants. Rien de physique jusque-là. Mais ses parois sont élastiques, poreuses, tapissées intérieurement par une membrane glissante : un liquide parcourt sa cavité. Parlez-moi alors de tuyaux élastiques, de phénomènes hydrodynamiques. Tant il est vrai qu'il est de la plus haute importance en physiologie de distinguer la manière de vivre d'un tissu de sa manière d'agir !

Ainsi simplifiés les faits souvent s'expliquent et s'enchaînent avec une grande facilité. Quiconque a la patience et l'aptitude nécessaires pour de semblables recherches, trouve parfois de bien douces compensations aux pénibles mécomptes qui nous attendent souvent au lit du malade. Êtes-vous arrivés à quelque résultat nouveau, l'espoir d'en faire une application heureuse au traitement des maladies vous soutient, vous encourage; souvent un fait fort simple est le premier pas vers d'importantes découvertes.

Depuis quelque temps que mes idées ont été spécialement dirigées vers les altérations du sang, je rencontre une multitude de particularités qui naguère dans ma pratique seraient passées sous mes yeux inaperçues. Ainsi, par exemple, qu'une chlorotique entrât à l'hôpital : après avoir ausculté le cœur et les grosses artères pour entendre le bruit de souffle, je ne cherchais point la théorie de ce bruit. Il n'entrait point dans ma pensée que le sang, par ses qualités physiques ou chimiques, pût concourir à sa production. J'ai cependant été curieux, il y a peu de jours, de vérifier l'état du sang chez une jeune fille chlorotique qui venait d'être placée dans nos salles: elle offrait un bruit de souffle très prononcé. Deux onces de sang lui furent retirées et j'en fis l'analyse exacte. La malade fut mise ensuite à l'usage de l'iodure de fer; en peu de temps la coloration des traits était revenue, tous les signes de la chlorose avaient disparu ainsi que le bruit de souffle du cœur et des artères.

Que s'était-il donc passé dans la constitution de cette jeune fille? Était-ce le sang qui s'était modifié? Dans le but d'éclairer ce soupçon, une seconde saignée exploratrice fut pratiquée, et le sang analysé. Je ne fus pas peu surpris de trouver une notable différence dans la proportion de fibrine et de matière colorante des deux sangs. Celui de la seconde saignée en contenait beaucoup plus que celui de la première. Maintenant comment se fait-il que la diminution de certains éléments du sang s'accompagne de bruits particuliers dans les vaisseaux, et que ces bruits cessent alors que ces éléments sont ramenés à de certaines proportions? C'est ce que je ne sais pas encore, mais ce que j'espère bien savoir un jour.

Il serait possible que dans ce cas la densité et la viscosité plus ou moins grande du sang fût pour beaucoup dans la production du bruit du souffle. Je n'aurais peut-être pas songé à cette cause toute physique sans les expériences que j'avais faites autrefois sur les bruits qui accompagnent le passage des liquides dans des tuyaux élastiques, bruits qui varient suivant que ces liquides diffèrent de densité et de viscosité.

Il est fâcheux que dans l'étude des maladies et l'appréciation de leurs symptômes on ne tienne aucun compte de l'état du sang. Je ne crois pourtant pas que pour quiconque aura lu les derniers volumes de nos leçons, les liquides puissent encore être mis hors de cause.

Ne suis-je pas arrivé sous vos yeux et avec votre concours à introduire dans la science ce fait immense, que beaucoup de maladies, locales par leurs caractères anatomiques, sont cependant générales par leur siége? Ainsi le sang sera modifié dans sa viscosité, tel organe s'affecte; le sang sera trop peu coagulable, tel autre organe entre en souffrance. Cependant le sang est altéré dans la totalité de sa masse, et puisqu'il arrive à tous les organes, il semblerait que tous devraient participer aux mêmes lésions.

Pour être à peu près inexplicable, le fait n'en est pas moins constant. Et alors combien de conséquences pratiques en découlent ?

C'est surtout vers la circulation capillaire que l'influence exercée par les altérations du sang devient très manifeste. Je viens d'en avoir un nouvel exemple à l'Hôtel-Dieu.

Une jeune fille était entrée dans mon service avec une fièvre typhoïde grave: on la traitait d'après ma méthode, qui consiste, vous le savez, à laisser la maladie suivre à peu près librement son cours, sans s'obstiner à contrarier sa marche. Je ne connais en effet aucun traitement empirique ni rationnel qui soit réellement efficace contre cette redoutable affection. La malade était dans un état fort inquiétant, lorsqu'un matin, à la visite, je sentis en palpant l'abdomen une dilatation énorme de la vessie. Il y avait fluctuation, matité et tous les autres signes de la présence d'un liquide; je crus que c'était une rétention d'urine produite par la paralysie de la vessie, ainsi qu'on l'observe parfois dans le cours des fièvres typhoïdes. Une sonde fut introduite et donna issue à un mélange d'urine et de sang. Ce sang était fluide; l'examen au microscope m'y fit reconnaître la présence de la fibrine, des globules et des autres principes immédiats. Vous en voyez un échantillon dans cette éprouvette.

Cette simple circonstance d'une exhalation de sang liquide dans l'intérieur de la vessie, devenait pour moi du plus haut intérêt; car pourquoi le sang ne s'était-il pas pris en caillots ? parce qu'une de ses propriétés physiques les plus importantes, sa coagulabilité, avait été altérée avant même qu'il ne sortît de ses vaisseaux. Je n'avais pas besoin que l'autopsie vînt m'offrir les lésions qui avaient déterminé la mort. L'état de sang connu, je les connaissais déjà ; vous les connaissez aussi, messieurs, sans que je vous les décrive. Il n'est besoin que de vous rappeler nos expériences sur les animaux dont nous rendions le sang non coagulable. Une même description pourra servir à l'histoire de leurs altérations et de celles que cette jeune fille nous a présentées.

Ainsi, chez elle, nous avons trouvé les poumons gorgés d'un sang visqueux, fortement coloré. L'intestin dans toute sa longueur était parsemé de taches bleuâtres, dues à l'extravasation du sang à travers les parois des capillaires. Quelques ulcérations étaient disséminées çà et là sur la muqueuse; preuve que la maladie avait duré un certain temps. Les membranes cérébrales épaissies, infiltrées de sérosité rougeâtre, offraient tous les caractères anatomiques de la méningite. La face interne du cœur et des gros vaisseaux était également colorée en rouge. Ce n'était pas ce pointillé brillant qu'on désigne par l'épithète *d'inflammation franche*; c'étaient de larges marbrures, étendues comme avec un pinceau. Nulle part de caillot. Vous eussiez dit du sang défibriné.

Vous serez peut-être surpris, messieurs, que dans cette description abrégée de la maladie, je sois passé si brusquement de l'exhalation d'un sang fluide à la mort ; c'est qu'en pareil cas je ne connais pas de guérison possible, du moins je n'en ai jamais vu. Un sang non coagulable est un sang impropre à la circulation; or, sans circulation, plus de vie.

Cette précision apportée dans l'appréciation des phénomènes morbides est une conquête de la médecine expérimentale: mais là ne doit pas se borner notre rôle. S'il est satisfaisant pour nous, hommes de science, de prédire en quelque sorte la marche, le ravage et l'issue des maladies, il est affligeant pour nous, médecins, de ne pouvoir arrêter leurs foudroyants symptômes. Triste certitude que celle de savoir qu'à telle époque et de telle manière la mort est inévitable! J'aimerais presque autant cette heureuse ignorance de bon nombre de praticiens qui ont des remèdes pour tout, ne s'effraient de rien, trouvent dans leurs prescriptions d'inépuisables ressources, et *répondent* (c'est le mot consacré) de leurs malades. Je suis infiniment plus circonspect, je l'avoue: et pourtant, je ne crois pas ma pratique plus malheureuse qu'une autre.

Si maintenant j'envisage l'art de guérir autrement qu'on ne le fait d'ordinaire et que je ne le faisais moi-même autrefois, cela tient à la marche que depuis quelques années j'ai adoptée dans l'étude de la médecine. Persuadé, comme je le suis, que nos explications ne sont positives, certaines, que quand elles portent sur des phénomènes physiques, tandis que nous errons, ou nous nous exposons à errer quand nous voulons expliquer la vie, je me suis attaché à faire ressortir la partie physique de nos fonctions. Quatre semestres tout entiers ont été consacrés à cette étude. Faisant la part des phénomènes physiques et des phénomènes vitaux, j'ai été assez heureux pour reconnaître que parmi ceux-ci il en est qu'on regarde à tort comme tels, et qui devraient être rangés dans l'autre section. Et ne croyez pas qu'en faisant justice des innombrables hypothèses dont la science est fatiguée, nous ayons rétréci le champ de nos connaissances. Non, un fait prouvé vaut mieux que mille assertions sans preuve.

Notre voix a trouvé de l'écho dans le monde médical. L'accueil fait à nos publications, les modifications apportées dans plusieurs chaires d'enseignement, les témoignages personnels qui me sont adressés, tout prouve que nous sommes dans une bonne voie et que nous devons y rester.

Je ne doute pas que les phénomènes réellement vitaux ne soient moins nombreux encore que nous ne nous le figurons. A mesure que notre méthode d'étudier se propagera, vous verrez, j'en ai la conscience, surgir des découvertes physiologiques destinées à changer la face de beaucoup de questions, et créer une nouvelle thérapeutique. Ce n'est pas légèrement que j'avance ces idées : un fait récent en confirmera la portée et la justesse.

M. Bouchardat, un de nos habiles chimistes, a remarqué que chez les diabétiques, la soif est en raison directe de la quantité d'aliments sucrés ou féculents dont ils font usage. Pour une livre de pain, ils boivent ordinairement six ou sept livres d'eau, et cette proportion d'eau peut seule calmer la soif dont ils sont tourmentés. Ce qu'il y a de bien remarquable, c'est que cette quantité d'eau indispensable au diabétique est précisément celle qu'il faut pour que la fécule se transforme en sucre sous l'influence de la diastase. Si on diminue la quantité de pain qu'on donne au diabétique, la soif et la quantité d'urine diminuent immédiatement d'une égale proportion. Si on supprime complétement les aliments sucrés ou féculents, la soif disparaît et les urines ne contiennent plus de sucre.

Ces rapprochements entre ce qui se passe dans l'économie vivante et ce qu'on obtient par des procédés chimiques ne tendent à rien moins qu'à éclairer un des points les plus obscurs de la pathologie. Jusqu'ici le diabète avait été regardé comme une affection morbide des reins. La présence du sucre dans l'urine s'expliquait par une modification de la sécrétion urinaire. Il est vrai que dans la plupart des cas on trouve les reins parfaitement sains, mais alors, si on ne recule pas devant l'absurde, on peut supposer avec P. Franck, l'existence au sein de l'économie d'un virus opposé à celui de la rage, qui produit la soif, le sucre, et le dépérissement général. Au besoin, on pourrait encore à l'exemple de quelques pathologistes modernes, regarder le diabète comme une phlegmasie de l'estomac. Si les observations de M. Bouchardat se généralisent, ne devrait-on pas plutôt mettre les reins hors de cause, et ne plus les envisager que comme un simple émonctoire, chargé non plus de faire, mais d'éliminer le sucre charrié par le sang, et préparé dans l'estomac par un travail tout chimique? Cette manière de voir ne serait peut-être pas la plus mauvaise.

J'ai voulu vous citer cet exemple, messieurs, pour vous montrer dans quel esprit doivent être dirigées nos recherches; recherches immenses, puisqu'elles embrassent la généralité des sciences médicales. Ne nous traînons plus servilement sur les pas de nos devanciers. Supposons que rien n'a été fait, que tout est à faire. Supposons, ai-je dit; je voudrais que ce ne fût là qu'une supposition, et, qu'en réalité, il n'y eût aucun point complétement obscur, sur lequel quelques lueurs n'aient brillé. Mais il s'en faut qu'il en soit ainsi.

Quels sont, je vous le demande, les usages du corps thyroïde? On les ignore. Et, pourtant, de beaux travaux ont éclairé l'histoire anatomique de cette masse glandiforme. Le corps thyroïde mérite certainement d'éveiller les recherches des physiologistes, car dans certaines conditions de l'économie, il semble jouer un rôle important, relatif à la nutrition. Ne le voit-on pas, chez le crétin, ácquérir un monstrueux volume, en même temps que les autres organes dépérissent et s'étiolent?

A quoi sert la rate? Si on devait mesurer, ainsi que le pensent plusieurs physiologistes, l'activité et l'importance d'un organe au volume du sang qu'il reçoit, la rate devrait être sans contredit un des organes les plus actifs et les plus importants du corps. Cependant nous n'avons que bien peu de données sur ses fonctions. Chacun a émis ses suppositions plus ou moins vraisemblables ; moi aussi, j'ai émis la mienne, payant en cela tribut à la tendance de notre esprit à tout expliquer. Mais la vérité est que si nous voulons éloigner tout ce qu'il y a de conjectural dans nos assertions, il ne restera presque rien.

Le sang qui a traversé la rate est apporté au foie. La connaissance des fonctions du foie ne jetterait-elle pas quelque lumière sur celles de la rate ? Sans doute ; aussi est-il doublement malheureux que nous ignorions le mécanisme de ses fonctions. Que le foie sécrète la bile, c'est de toute évidence, mais où la bile puise-t-elle ses éléments ? Est-ce dans la veine-porte, ou dans l'artère hépatique ? Comment se sépare-t-elle du sang ? Quelle puissance la fait cheminer dans ses canaux ? En quoi concourt-elle à la digestion ? Quel rôle joue-t-elle dans les maladies ? Et en supposant que la veine-porte charrie les matériaux de la bile, pourquoi avoir dit *vena portarum, porta malorum* ? Autant de questions insolubles dans l'état actuel de nos connaissances, ou mieux de notre ignorance. M. Dujardin vient de publier pour le concours d'agrégation à la Faculté, un travail fort remarquable sur l'étude microscopique du foie. Il a découvert plusieurs particularités intéressantes de structure, mais nous n'en sommes pas plus avancés sur la physiologie de ce viscère.

Vous parlerai-je du pancréas ? On a cru dire beaucoup en l'appelant la glande salivaire abdominale, et pourtant on n'a rien appris sur ses fonctions. J'ai fait une multitude d'expériences sur cet organe : j'ai isolé le canal de Wirsung, ce qui n'est pas chose aisée, et j'ai reconnu qu'il était contractile sur les oiseaux, immobile sur les mammifères. J'ai recueilli et donné les préceptes pour recueillir le suc pancréatique, j'en ai constaté les principales propriétés physiques, je l'ai soumis à divers réactifs chimiques. J'ai voulu voir aussi quelle part il avait à la digestion. Toutes ces recherches cependant ont ajouté peu de choses à nos connaissances sur ses usages.

Je n'ai rien à vous dire des capsules surrénales : depuis qu'on ne croit plus à l'atrabile, elles ont cessé d'en être les agents sécréteurs.

Je passerai sous silence également, et pour de bonnes raisons, les fonctions du thymus. L'anatomie du fœtus aidée de l'anatomie comparée ne nous a rien appris sur ses usages qui, chez l'homme, paraissent finir en même temps que la vie intra-utérine.

Ai-je épuisé la liste des organes dont l'histoire physiologique nous est inconnue ? Non. Il en est d'autres, il en est beaucoup d'autres que nous pourrions ranger dans la même catégorie. Heureux encore si c'étaient de simples organes isolés ! Mais plusieurs se tiennent par un lien commun ; ils enlacent nos tissus dans un double réseau, forment un système tout entier, et pour que l'erreur soit plus facile, on les désigne par un nom mensonger. Qu'est-ce en effet que les vaisseaux *absorbants*? Un système de vaisseau, se réunissant d'intervalle en intervalle à des renflements nommés ganglions, et disposés sous forme de couches aréolaires à la superficie et dans la profondeur des tissus. On les trouve quelquefois remplis d'un liquide transparent, la lymphe, qui paraît tantôt être stagnante et tantôt se mouvoir dans le sens du sang veineux. A part les lymphatiques de l'intestin qui absorbent le chyle, nous ignorons complétement l'usage de cet ordre de vaisseaux, aussi bien que celui du liquide qu'ils charrient. Les quelques expériences de Hunter les avaient fait envisager comme les agents exclusifs de l'absorption : mais cette déduction s'évanouit devant un examen et une appréciation rigoureuse. Cependant les lymphatiques ont un rôle : ils ne sont pas là par une sorte de luxe anatomique. Ce rôle quel est-il ? J'ai fait à ce sujet autant et peut-être plus d'expériences que quelque physiologiste que ce soit, et j'avoue que je n'en sais rien. Ce n'est pas une raison pour renoncer à le trouver. Je chercherai encore : celui-là n'attachera jamais son nom à quelque découverte qui ne sait pas persévérer.

Tous les jours vous entendez dire que telle personne a un tempérament *lymphatique*, *lymphatico-sanguin*, un épaississement de la lymphe, que la lymphe circule mal, et mille autres locutions de ce genre. C'est là du babil à l'usage des gens du monde, mais qui n'a aucune valeur, aucune portée scientifique.

Que n'a-t-on pas écrit, que ne répète-t-on pas tous les jours sur les fonctions du grand sympathique ? La plupart des physiologistes modernes regardent chaque ganglion comme un petit cerveau indépendant du cerveau intra-crânien, d'o émane l'influence nerveuse qui porte la vie (l'action aux organes. Les filets qui naissent de ce ganglions sont les agents de ce transport. Si l cœur se contracte, si l'iris se resserre, si l'intesti est agité d'un mouvement péristaltique, c'est qu les renflements ganglionnaires ont envoyé leur in citation dans ces différents points. Chaque ganglio aurait donc son petit gouvernement. Tout cel peut être fort ingénieux, mais qu'est-ce qu'un assertion sans preuve ? Pour moi, je doute d'au tant plus que ces histoires soient vraies, qu'i m'est arrivé plus d'une fois de piquer, lacérer brûler ces ganglions sans jamais remarquer aucu trouble dans les organes auxquels ils envoient de rameaux. Si donc vous me demandez ce que j sais de leurs fonctions : rien, ou fort peu de chose

Après de tels aveux vous devez avoir une trist idée de mon savoir, et pourtant j'ai la prétentior d'être au courant de la science. Le dirai-je ? j suis presque fier de mon ignorance quand je vois tant de gens instruits. Belle instruction que de savoir tout ce que les autres ont fait bon ou mauvais sur telle ou telle question, mais de ne trouver rien par soi-même, de n'avoir qu'une opinion d'emprunt, et de ne jamais payer de son esprit dans une discussion. Au moins, moi, je sais que je ne sais pas et pourquoi je ne sais pas. Je m'efforce de m'instruire, au lieu de me complaire comme tant d'autres dans d'agréables rêveries.

Il est d'autant plus difficile de faire un choix entre plusieurs théories, que les faits les moins bien connus sont ceux pour lesquels on a déployé le plus grand luxe d'explications. Ce qui est vrai est un : rien de si fécond que l'erreur.

Un des esprits les plus élevés des temps modernes, l'illustre Lagrange, avait pris une sorte de tic qu'il reproduisait souvent au commencement de ses phrases. Il disait avec son accent italien : *je ne sais pas, mais il serait possible que cela se passât de telle manière*. Puis il développait sa pensée avec une supériorité et une justesse que beaucoup d'esprits plus tranchants se sont inutilement flattés d'atteindre.

Le doute, et je ne parle pas de ce scepticisme qui consiste à mettre en question même ce qui est prouvé, le doute, celui qui ne s'applique qu'aux faits non éclaircis, qu'aux suppositions dénuées de preuves, le doute, dis-je, est le cachet du véritable savoir. Si vous n'avez pas suffisamment étudié une question, ne vous hâtez pas de dire : cela est, cela n'est pas. Attendez pour vous prononcer que les points obscurs aient cessé de l'être; c'est alors que vous émettrez votre opinion avec autant d'énergie que vous aurez mis de circonspection à l'adopter.

L'expérience seule ne trompe pas. Aussi pour l'étude du système nerveux comme pour celle des autres appareils, la méthode expérimentale sera celle que nous suivrons : je dis plus, c'est la seule qu'il nous soit possible de suivre. Afin de ne rien négliger, nous reprendrons dans sa totalité ce qui a été fait et par nous et par d'autres sur le système nerveux, de manière à vérifier jusqu'aux faits les plus élémentaires. Je serai bien aise pour mon compte de revoir toute cette branche de la physiologie : vous ne serez pas fâchés non plus de faire avec moi ce travail. Est-il science plus belle, j'allais dire plus sublime, que celle de l'homme ? Nous n'aurons pas seulement à expérimenter, il nous faudra encore appeler à notre secours la chimie organique, analyser les éléments de la substance nerveuse, comparer son volume, sa coloration, sa consistance, dans les différentes classes animales, en un mot ne rien négliger pour faire une étude complète. L'anatomie, surtout l'anatomie microscopique, a fait dans ces derniers temps d'admirables recherches sur la structure, et la disposition moléculaire du système nerveux ; nous essaierons de rattacher ces découvertes au mécanisme des fonctions.

Notre tâche est grande, messieurs; il ne s'agit de rien moins que de pénétrer dans nous-mêmes, et de demander à notre organisation les merveilles de sa structure intime. Mais qu'ai-je besoin de vous rappeler ces choses ? Vous avez senti aussi bien que moi toute l'importance de l'étude qui doit nous occuper ; j'en ai pour garant ce nombreux concours de personnes qui se pressent sur ces bancs pour m'entendre. Il en est parmi vous, messieurs, dont je m'honore d'être le collègue, et au savoir desquels je me plais à rendre un éclatant hommage. J'essaierais en vain de vous exprimer combien il est flatteur pour moi, glorieux pour mon enseignement, d'élever la voix devant un semblable auditoire.

Je vous exposerai comme par le passé mes travaux, et j'ose espérer que vous voudrez bien me communiquer les vôtres. C'est par le mutuel échange de nos efforts que nous pourrons faire face aux immenses questions dont la solution intéresse si vivement la science, et touche de si près la dignité de notre profession.

DEUXIÈME LEÇON.

12 décembre 1839.

SOMMAIRE. Il importe de bien se rendre compte de ce qu'on sait et de ce qu'on croit savoir. — Nous ignorons la nature intime des phénomènes. — Il est une multitude de points insolubles dans les questions médicales les plus simples. — Coup d'œil sur divers sujets traités dans les cours précédents. — Résultats en apparence contradictoires. — L'erreur est facile quand il s'agit de faits d'observations. — Il faut savoir avouer ses propres erreurs. — Ce ne sont pas les donneurs de conseils qui manquent dans l'étude des sciences.

SYSTÈME NERVEUX. Que faut-il entendre par système nerveux? — Questions qui devront être agitées. — Influence du système nerveux sur nos fonctions organiques. — Développement monstrueux de toutes les parties du corps chez deux femmes. — Le système nerveux réagit sur lui-même. — L'anatomie pathologique peut donner le change sur le caractère de certaines lésions du système nerveux.

MESSIEURS,

Les considérations générales que je vous ai présentées dans la dernière séance, ont dû produire sur vos esprits une impression pénible de surprise et de désappointement. On se fait si facilement illusion quand on songe aux immenses travaux dont la médecine et la physiologie ont été l'objet, que vous avez peut-être déjà taxé mes aveux d'exagénération. Je voudrais qu'il en fût ainsi ; je voudrais que notre ignorance fût moins complète que je ne vous l'ai dit. Mais, messieurs, quelle objection pourriez-vous opposer à mes assertions ? Que celui qui connaît les usages du thymus, de la rate, des capsules surrénales et des autres organes que je vous ai cités, veuille bien me les faire connaître, et aussitôt vous m'entendrez rétracter mes propres paroles. Des hypothèses, des aperçus, nous n'en manquons pas, nous en sommes trop riches, si on peut appeler cela richesse ; mais des explications positives, il n'y en a point. Je vous ai parlé avec toute franchise, sans rien exagérer comme sans rien dissimuler. En effet, à quoi m'eût servi de vous cacher une partie de la vérité ? tôt ou tard vous l'auriez connue, peut-être au prix d'inutiles travaux et d'impuissants efforts ; car si vous partez d'un fait pour appuyer vos recherches et que ce fait se trouve être inexact, vous aurez perdu un temps que vous auriez pu mieux utiliser.

C'est donc une chose utile que de savoir où on en est relativement à l'état de la science. Se persuader que tout est connu quand il reste tant à connaître, c'est renoncer sciemment à tout progrès.

S'il est des organes dont la physiologie n'existe pas, il en est d'autres en revanche dont nous possédons le mécanisme, les usages, et dont nous sommes en mesure de décrire quelques-unes des fonctions les plus intimes. Prenons pour exemple la respiration ; son utilité a de tout temps été appréciée : aussi les anciens appelaient-ils l'air l'aliment de la vie (*pabulum vitæ*). Une semblable dénomination serait aujourd'hui tout au plus bonne comme métaphore, car les travaux des modernes, éclairés par l'anatomie fine et l'analyse microscopique, ont jeté un grand jour sur cette fonction, et nous ont fait pénétrer plus avant dans l'analyse de ses phénomènes. Ne savons-nous pas que le sang, apporté au poumon par l'artère pulmonaire, est distribué dans des myriades de petits canaux d'une ténuité extrême, qui rampent et s'entrecroisent dans les parois des cellules ? Leurs tuniques fines et poreuses absorbent, par imbibition, l'oxygène atmosphérique, et laissent suinter sous forme de vapeur une partie de la sérosité du sang. L'inspiration de l'air dans la poitrine, les tuyaux qu'il parcourt, les modifications chimiques qu'il a éprouvées quand il ressort, nous savons tout cela. Avons-nous donc enfin le dernier mot de ces questions ? Hélas ! non. D'où nous vient ce besoin instinctif de respirer, ce sentiment d'angoisse quand l'air séjourne trop long-temps dans le poumon ? Nous le ressentons sans pouvoir l'expliquer. Comment le sang, de noirâtre qu'il était à sa sortie du ventricule droit, revient-il écarlate au ventricule gauche après son passage dans les vaisseaux pulmonaires ? Personne ne le sait. C'est pourtant une action chimique qu'on reproduit aussi bien sur le cadavre que sur le vivant. Regardez ce cerveau que je viens de dépouiller de ses membranes, il a rougi au contact de l'air, et le sang qui recouvre sa surface offre la coloration du sang artériel.

Si on voulait demander encore pourquoi ce sang artériel est indispensable à l'entretien de la vie, comment, le même pour tous les organes, il suffit cependant aux fonctions de chacun, qu'aurait-on à répondre?

La difficulté serait bien plus grande encore si on réfléchissait qu'un seul acte chimique fait face à tous les autres actes de la vie nutritive. Le sang perd de ses éléments par les sécrétions et d'autres voies éliminatoires, il en récupère de nouveaux par la digestion et les diverses surfaces absorbantes : et la respiration en un instant inappréciable le ramène à un même type de composition et de propriétés ! Nous n'avons aucune idée de ce qui se passe en pareille circonstance.

Ainsi, même pour les fonctions que nous connaissons le mieux, il est une multitude de points qu'il nous est impossible d'expliquer, et dont pourtant nous sommes tous les jours à même de vérifier l'importance. Une cause très fréquente d'erreurs, c'est de se persuader qu'on possède la clef d'un phénomène alors qu'on sait en quoi il concourt à l'entretien de la vie. Que par la respiration le sang soit vivifié, c'est évident; mais vous constatez simplement ce fait ; vous ne pouvez dire pourquoi et comment cela se passe ainsi. Cette distinction, sur laquelle j'insiste, entre ce que nous savons et ce que nous ne savons pas, est capitale pour nous, car sur elle repose tout notre enseignement. C'est dans les livres et les cours élémentaires que vous étudierez la science faite : c'est avec nous que vous vous occuperez de la science à faire.

Notez bien, messieurs, que ce qui est sans conséquence fâcheuse quand il ne s'agit que de spéculations hypothétiques, acquiert au contraire une haute gravité quand on vient à faire l'application de ses idées au traitement des maladies. Beaucoup de médecins, je le veux, font ce qu'on appelle de la pratique sans beaucoup s'inquiéter des motifs qui les portent à rejeter telle médication et à préférer telle autre : c'est une affaire d'habitude et souvent de routine; cependant on n'est jamais complétement empirique, et on obéit plus volontiers à la pente de certaine théorie favorite. C'est alors qu'une grave responsabilité pèse sur vos actes. Prenez un exemple, car ce sont les exemples surtout qui frappent l'esprit.

Une personne vient d'être mordue par un chien enragé; la blessure est à la cuisse, et vous êtes appelé pour prévenir l'absorption du virus rabique dont le moindre atôme pourrait, en pénétrant dans l'économie, déterminer des accidents nécessairement mortels. Qu'allez-vous faire? Persuadé que les vaisseaux lymphatiques sont les agents de l'absorption, vous cherchez par des moyens appropriés à intercepter le cours de la lymphe; vous comprimez les ganglions inguinaux et les lymphatiques qui s'y rendent sans vous inquiéter de la circulation veineuse. Je vous accorde volontiers que vous êtes conséquent avec vous-même; mais si votre système est faux, si l'absorption se fait par une autre voie que les lymphatiques, songez à la catastrophe que n'aura pu prévenir, je dis plus, qu'aura provoqué votre fatale erreur, en laissant le malade s'abandonner à une sécurité trompeuse. Ceci, messieurs, est digne de toutes vos méditations. Une méprise semblable ne serait pas excusable aujourd'hui que nos expériences sur l'absorption ont établi la théorie véritable de ce phénomène tout physique, et prouvé que les veines sont chargées de recevoir par imbibition, et de transporter, d'après les lois hydrodynamiques, les substances déposées au sein de nos tissus. Aussi, en s'attaquant à ce dernier ordre de vaisseaux, est-on sûr d'empêcher que l'agent délétère ne passe dans la circulation.

Puisque j'ai prononcé le mot de circulation, je vous rappellerai combien nous avons trouvé de questions encore insolubles, malgré les longs développements dans lesquels nous sommes entrés pendant plusieurs semestres consécutifs. On cite toujours la circulation comme une des découvertes les plus brillantes de l'esprit humain. D'accord ; mais que sait-on comparativement à ce qui nous reste encore à connaître? Quand on a dit que le sang marche dans tel sens, qu'il obéit à des lois, qu'il doit surmonter tels obstacles, on n'a pas encore attaqué le fond de la question, car son cours n'est pas une simple promenade au milieu de nos tissus, il est chargé d'accomplir une multitude d'actes dont le plus important est la nutrition. Là malheureusement s'arrête notre science.

L'analyse chimique éclairée par le microscope nous montre bien que le sang renferme des quantités prodigieuses de petits corpuscules, de formes variées, désignés par l'épithète générale de *globules ;* mais nous ignorons complétement leurs usages. Rien pourtant de plus curieux que de voir ces globules cheminer dans leurs infiniment petits tuyaux sans apporter d'entraves au cours du sang. Il y a un tel ensemble dans leurs mouvements, que des physiologistes n'hésitent pas à les regarder comme autant de petits êtres intelligents, obésisant à leur instinct sans s'inquiéter des lois hydrodynamiques. Nous vous avons démontré que ce sont là de pures hypothèses, qu'il est urgent de remplacer par des théories fondées sur l'expérience.

Marcher à la découverte de faits nouveaux, n'est pas, je le sais, chose aisée : il faut avoir reçu de la nature une disposition d'esprit particulière. Remarquez que ce n'est pas toujours ce qu'on cherche qu'on arrive à trouver, et que souvent c'est une circonstance toute fortuite, étrangère même à l'objet principal, qui vous met sur la voie d'un résultat important et inattendu. Lors donc que l'expérience aura trompé votre attente, que vos idées auront été démenties, ne vous laissez pas aller au découragement : vous aurez rencontré dans le cours de votre travail quelque compensation, et tout ne sera pas perdu.

Il vous arrivera peut-être, après avoir vérifié un fait de mille manières, pris toutes les précautions pour assurer sa certitude, de rencontrer inopinément un résultat contradictoire qui détruira tout le fruit de pénibles recherches : vous aurez le courage de le proclamer publiquement. Le silence en pareil cas serait contraire à la probité, à la moralité, en un mot à tout ce qui constitue l'homme d'honneur.

Si vous arrangez les observations de manière à ne présenter que leur beau côté, si vous élaguez celles qui contrarient vos théories, ou même, ce que je ne vous ferai pas l'injure de supposer, si vous les altérez, il n'y a plus de science possible; la médecine n'est plus qu'un ignoble charlatanisme. Et ne croyez pas que celui-là qui s'est laissé égarer dans des voies honteuses par l'appât du lucre et de la renommée, recueillera paisiblement les fruits de son mensonge ? Non : tôt ou tard la vérité sera dévoilée, tôt ou tard la considération fera place à l'opprobre.

Je sais bien qu'il en coûte d'anéantir soi-même son propre ouvrage : cependant en pareil cas on ne doit pas balancer. Vous nous avez vu l'année dernière venir déclarer ici que nous nous étions mépris sur l'importance d'un fait auquel nous avions rattaché une multitude de phénomènes physiologiques et pathologiques. Ainsi nous avions établi en principe, que la vie est incompatible avec un sang non coagulable; chaque jour de nouveaux témoignages confirmaient cette assertion, lorsque le hasard me semble faire reconnaître qu'elle est fausse ou du moins trop absolue. Voici à quelle occasion. Étant à ma campagne, je fus curieux d'examiner le sang d'un cochon extrêmement gras que je voulais faire tuer. La personne chargée de l'exécution m'apporta un vase plein de ce sang; plusieurs heures se passent, et il ne se forme pas de caillot; j'espère qu'il se coagulera dans la soirée; la soirée s'écoule, pas de trace de coagulum. Je trouve cela fort singulier, et j'attends le lendemain avec une sorte d'inquiétude. Quelle ne fut pas ma surprise le lendemain en voyant que ce sang était resté fluide! Adieu donc toutes nos théories. J'apportai ce sang à Paris et vous le présentai. Vous vous rappelez que je n'essayai point d'atténuer la gravité du fait que je vous racontai simplement, sans commentaires, me résignant aux conséquences qu'il faudrait en déduire. Y avait-il dans le sang de cet animal chargé d'obésité des acides gras combinés avec d'autres substances qui s'opposaient à la coagulabilité ? Je ne sais si je fis cette supposition, mais c'eût été plutôt pour ne pas rester court d'explication, que pour en donner une satisfaisante. Toujours est-il que ce malheureux fait avait jeté de l'incertitude dans nos esprits. Il restait constant pour nous qu'un animal bien portant, jouissant même d'une constitution exubérante de vigueur et d'embonpoint, vivait avec un sang non coagulable. Heureusement que l'un de vous eut l'idée que peut-être on avait fouetté ce sang avant de me le donner, ainsi que les bouchers ont l'habitude de le faire ; je fus aux renseignements, et j'appris qu'effectivement ce qui nous avait tant intrigué tenait à ce que le sang avait été défibriné. Tant il est vrai qu'il faut autant que possible faire tout par soi-même !

Si je vous cite cet exemple, ne croyez pas, messieurs, que cela soit pour m'en faire un mérite. Sans doute il m'a fallu me mettre au-dessus des petits préjugés d'amour-propre, pour venir faire une sorte d'amende honorable de m'être trop avancé : mais c'était un devoir. Plus ce fait me touchait de près, plus je vous devais de franchise. Quelle opinion auriez-vous eu de moi si plus tard, comme c'est possible, vous en aviez eu connaissance ? J'ignore si vous eussiez été plus indulgents que moi-même, mais je me serais toujours regardé comme flétri par un acte immoral.

Ainsi à toutes les considérations dans lesquelles nous sommes entrés précédemment, je joins la nécessité de tout dire, même ce qui contrarie nos opinions.

Maintenant il s'agit de se mettre à l'œuvre. C'est une question assez délicate que de se mettre à l'œuvre, car telle personne raisonne parfaitement, discute à merveille sur ce qu'il faut faire, et n'est point apte à s'appliquer les préceptes qu'elle dispense si largement aux autres. Les exemples en sont fréquents en littérature : ils ne sont pas rares non plus dans les sciences. Le fameux Bacon, une des plus fortes têtes qui aient jamais existé, avait une prodigieuse facilité pour dire ce qu'il fallait faire, comment on devait s'y prendre, quel écueil il importait d'éviter, mais il ne paraît pas avoir été aussi heureusement inspiré quand il a voulu joindre l'exemple aux avis. Ce n'était plus son terrain. Le nôtre est hérissé de difficultés contre lesquelles il nous faudra lutter; mais cette lutte, quelle qu'en soit l'issue, devra toujours tourner au profit de la science, et c'est avec confiance que nous nous y engageons.

Quelle étude que celle du système nerveux ! Elle embrasse tout, sensibilité, mouvement, instinct, intelligence ; tout est sous la dépendance ou l'influence de ce système. Le nombre des travaux qu'on a faits à son sujet est immense, et pourtant si nous résumons à quoi se réduisent nos connaissances, nous en trouvons le chiffre bien modeste, bien humble. C'est qu'il ne suffit pas d'avoir de la bonne volonté, pour réussir ; il faut aussi procéder d'après une sage méthode. La nôtre, celle que nous avons suivie précédemment, sera encore celle que nous adoptons : l'expérience, toujours l'expérience, rien que par l'expérience. Pourquoi ne ferions-nous pas pour les phénomènes vitaux ce que nous nous sommes si bien trouvés de faire pour les phénomènes physiques ? De tous les systèmes d'organes le système nerveux est celui sur lequel on peut étudier aujourd'hui ces phénomènes vitaux avec le plus de sécurité, pourvu qu'on sache se restreindre à ce qui est accessible à nos explications. Ainsi prétendre expliquer les actes de l'intelligence par des principes de physique ou de chimie, ce serait sortir sans aucun profit pour la science du cercle des observations physiologiques, et tomber dans l'absurde. Nous avons bien assez de points à aborder, sans encore nous embarrasser de ceux qui sont en dehors de nos attributions.

Bien que l'anatomie du système nerveux n'ait jeté aucune lumière sur les fonctions de ce système, il faut cependant la connaître dans ses plus minutieux détails, dans ses moindres particularités. Mon intention n'est pas de vous en faire la démonstration. Je n'en aurais pas le temps, puis il est de ces choses qu'il faut préparer soi-même, examiner de près, soumettre au microscope, traiter par des réactifs, ce qui est incompatible avec un enseignement comme le nôtre. Vous pourrez d'ailleurs consulter les admirables planches qui ont été publiées surtout dans ces derniers temps, les préparations en cire, en carton et en plâtre dont nos cabinets fourmillent et qui reproduisent la nature avec une merveilleuse fidélité. J'aurai soin de mon côté de faire apporter ici les dessins et les pièces qui pourront faciliter l'intelligence des questions dont nous nous occuperons. Vous savez d'ailleurs que vous les trouverez toujours à votre disposition, soit chez moi, soit dans mon laboratoire.

Disons maintenant ce qu'il faut entendre par système nerveux.

Le système nerveux se compose d'une partie centrale contenue dans une grande cavité osseuse, étendue du sacrum à la voûte crânienne; c'est ce que de temps immémorial on connaît sous les noms de cerveau, cervelet, moelle épinière. Cette partie centrale communique par d'innombrables cordons ou filaments avec tous les points de l'économie, de sorte qu'il n'est pas un organe, une fibre, qui ne reçoive son rameau nerveux. Partout où on vous touche, fût-ce même avec la pointe d'une aiguille, un tissu vivant, partout vous vous trouverez en relation avec des nerfs, et partout ceux-ci peuvent être suivis jusqu'aux masses centrales. La superficie des téguments comme la profondeur des viscères, tout est soumis à cette disposition anatomique.

Ce fait, qui est des plus simples et des plus vulgaires, a dû servir de texte à des idées plus ou moins hypothétiques. Puisque tout ce qui est nerf communique avec un centre commun, on s'est demandé, non pas s'il y avait un point quelconque, mais quel est le point précis de ce centre où aboutissent les sensations extérieures de l'animal et d'où émanent ses déterminations. Chacun a émis ses idées qui souvent n'ont eu d'autre mérite que leur bizarrerie. Nous aurons à traiter cette question par la voie de l'expérience, afin de déterminer si réellement, en détruisant tel point de la substance nerveuse centrale, on abolit en même temps la faculté de sentir et de vouloir. Pour le moment laissons le problème sans solution.

Un autre fait a été déduit de cette disposition générale, c'est que le système nerveux intervient dans la plupart des actes de l'économie. Ceci est tellement démontré qu'il serait superflu d'invoquer des preuves. Personne ne doute que le système nerveux ne soit l'agent principal de toute espèce de sensation, de toute espèce de mouvement, et on peut hardiment affirmer qu'il n'y a pas un seul de nos actes auquel le système nerveux ne préside. Sensation, mouvement, tel est le propre de l'animalité. Sans le système nerveux, l'animal (nous ne parlons pour le moment que des mammifères) ne sent plus, ne se meut plus; il ne possède plus ce qui caractérise la vie.

Je sais bien que vous connaissez tout cela : mais ce sont là les préliminaires obligés d'une étude qui deviendra de plus en plus compliquée à mesure que nous avancerons. Déjà se présente un fait, tout aussi vrai, et pourtant moins généralement connu. Si vous étudiez les organes alors qu'ils fonctionnent, et que chacun de leurs éléments concourt avec un merveilleux ensemble à un commun résultat, direz-vous quelle influence préside à ce mécanisme tellement mystérieux que l'intelligence humaine ose à peine l'interroger? Aidé de l'anatomie, du microscope, de l'expérience, vous retrouvez toujours ce même système nerveux. Ses troubles se révèlent par le trouble des organes qui souvent ne semblent avoir avec lui que des relations éloignées. Ainsi la frayeur déterminera le frisson, l'ennui l'ictère, le chagrin les larmes. Cependant qu'y a-t-il en apparence de commun entre la chaleur animale, les sécrétions biliaire, lacrymale, et les émotions nerveuses? Un exemple plus frappant encore vous prouvera que le système nerveux préside directement au jeu de certaines fonctions. Vous enfoncez une aiguille très fine à la partie supérieure et externe de l'orbite, de manière à aller piquer le nerf lacrymal; on n'y arrive pas du premier coup. Vous êtes averti que le nerf a été touché à un écoulement abondant de larmes. Elles pleuvent goutte à goutte sur la joue comme si elles s'échappaient d'un réservoir dont vous auriez ouvert le robinet. Il est de toute évidence dans ce cas qu'en vous attaquant au nerf qui se rend à la glande, vous vous êtes attaqué à la fonction elle-même, puisque l'activité de celle-ci croît en raison directe de la stimulation nerveuse.

Le système nerveux influe donc sur les sécrétions. J'aurais pu multiplier ces exemples et les puiser dans d'autres ordres de phénomènes; toujours nous serions arrivés à cet important résultat qu'il n'est pas une fonction qui se dérobe à l'influence toute puissante de ce système. Dans le cas même où la physique et la chimie jouent le rôle principal, vous ne pouvez vous affranchir de l'influence nerveuse, sous peine de voir la vie diminuer ou s'éteindre.

Nous vous avons dit que par la respiration l'air agissait chimiquement sur le sang. Cette action devient incomplète quand vous coupez le nerf que reçoit le poumon. Cependant, si les puissances musculaires n'ont pas été paralysées, les mouvements d'inspiration et d'expiration continuent, et par cela même le sang ne cesse pas d'être mis en rapport avec l'oxygène. Nouvelle preuve que l'influence nerveuse intervient dans toutes nos fonctions de quelque nature qu'elles soient.

Qui de vous ne connaît les ingénieuses expériences de Legallois dans lesquelles il voyait la force du cœur diminuer à mesure qu'il détruisait l'action de la moelle? En lacérant la substance nerveuse à telle hauteur du rachis, il déterminait un affaiblissement proportionné de la contraction ventriculaire, au point que le cœur finissait par ne plus avoir que l'énergie suffisante pour faire mouvoir le sang dans un simple tronçon.

Une activité extraordinaire de la nutrition est en général liée à un état particulier du système nerveux. *Etat particulier*, c'est un mot bien vague; mais je ne puis vous donner cette assertion que comme conjecturale, et par conséquent vous me permettrez de ne point me servir de termes trop positifs. Toujours est-il que j'ai dans ce moment-ci à l'Hôtel-Dieu deux femmes offrant à son maximum de développement cette manière d'être de l'économie qu'on est convenu d'appeler hypertrophie. L'une est une vraie femme-monstre. Tête, membre, tronc, tout a un volume énorme ; sa langue a la largeur de celle du veau, ses doigts sont gros comme quatre des miens. Sa voix est celle d'un homme ; les sons en sont graves, pleins : je ne doute pas que le larynx ne soit aussi hypertrophié. L'autre femme est dans le même genre, seulement elle a un peu moins d'ampleur. Comme elle est plus jeune, et que chaque jour elle gagne davantage, je ne doute pas qu'avant peu elle ne puisse rivaliser avec son aînée. Rien d'ailleurs chez ces deux femmes n'explique cet accroissement énorme. Il est probable que le système nerveux y est pour beaucoup.

Un fait incontestable, c'est que la cessation de l'influence nerveuse amène des altérations profondes dans la nutrition. Vous verrez bientôt sur l'animal vivant la section d'un des nerfs de la cinquième paire être suivie de l'atrophie, du ramollissement, de la fonte purulente de toute la moitié correspondante de la face, tandis que l'autre moitié continue à vivre, sans présenter la moindre lésion.

Ce n'est plus seulement sur les autres organes, c'est sur lui-même que nous verrons le système nerveux influer. Ainsi tel nerf n'est pas sensible, isolé, qui acquiert une sensibilité marquée quand il est en relation avec tel autre nerf. L'expérience directe prouve ces singulières dépendances. Irritez la septième paire, l'animal manifeste de la souffrance tant que la cinquième paire est intacte ; celle-ci a-t-elle été coupée dans le crâne, de manière que toute communication anastomotique soit détruite entre elle et la septième paire, vous aurez beau irriter cette septième paire, l'animal ne souffre plus. Ici donc la sensibilité ou l'insensibilité d'un nerf dépend de ce qu'il est ou de ce qu'il n'est plus en rapport avec un autre nerf.

Nous verrons aussi que bien qu'un nerf spécial soit affecté à chaque sens, il faut le concours d'un autre nerf pour que ce sens fonctionne normalement. Il est dans ce cas fort difficile de faire la part de chaque nerf. Vous coupez la cinquième paire et l'animal a perdu l'ouïe, la vue et l'odorat. Cependant les nerfs acoustique, optique et olfactif n'ont subi aucune atteinte. Ces nerfs ne sont donc pas exclusivement les nerfs propres de l'organe : ils ne remplissent pas seuls les fonctions du sens dont ils ont reçu le nom. Peut-être même, et nous le vérifierons, le nerf olfactif n'accomplit-il pas relativement à l'odorat les usages qu'on est habitué à lui reconnaître. Ce sera une question très intéressante à examiner de nouveau devant vous.

Il n'est donc aucune fonction, aucun phénomène où vous ne retrouviez le système nerveux. Si nous comparons notre petit monde au grand, nous y reconnaissons la même harmonie, et alors, empruntant quelque chose à une pensée sublime, nous pourrions définir le système nerveux un centre dont la circonférence est partout.

Il nous sera impossible de donner à ces études toute l'extension, tous les développements qu'elles comportent. Ce que je veux, c'est d'établir avec vous quelques propositions fondamentales basées sur une saine physiologie. Si de là nous avons le temps de faire quelque excursion dans le domaine de la pathologie, nous serons d'autant plus en mesure que souvent dans les maladies vous reconnaîtrez la main de l'expérimentateur, dans l'homme qui souffre, l'animal chez lequel vous déterminez à votre gré de semblables souffrances. Une personne est frappée d'une hémorrhagie cérébrale. Elle perd certaine faculté. Quel est le point du cerveau qui a été atteint ? Vous répondrez sans hésiter, et désignerez hardiment le siége de la lésion, si dans vos expériences du laboratoire, vous avez reconnu l'endroit qu'il faut blesser pour développer de semblables phénomènes.

Élevant plus haut vos prétentions, ne tenterez-vous pas de connaître quels rapprochements on peut établir entre l'état du cerveau et certaines manières d'être de l'intelligence? Voici sur cette table le cerveau d'une femme aliénée; à côté est celui d'une femme morte avec toute la plénitude de sa raison; examinez, comparez, où est la différence? Permettez-moi une remarque. On se fait en général des idées fort inexactes de l'aliénation mentale en se la figurant comme un état permanent d'agitation et d'exaltation. C'est cependant le cas le plus rare. La plupart des aliénés sont mornes, taciturnes, dans un état d'affaissement général : ce n'est que par accès, alors que quelque chose a exalté leurs idées, ou éveillé d'irritants souvenirs, qu'ils s'emportent, et que leur imagination s'exaspère. Meurent-ils dans cette période, vous trouvez la pie-mère injectée, la substance grise des circonvolutions parcourue par plus de sang; mais, prenez garde, cette congestion n'est qu'un effet. Elle n'a point appelé la folie, mais elle a été appelée par elle. Qu'un homme sain d'esprit, d'un naturel calme, soit pris d'une violente colère, et expire au milieu d'une exaltation extrême, vous retrouverez dans son cerveau les mêmes lésions que chez l'aliéné. Sera-ce donc ici l'injection de la substance cérébrale qui aura provoqué cette espèce d'aliénation d'un moment?

Voici encore une leçon toute consacrée à des généralités. C'est que le sujet est si abondant, qu'il nous entraîne; si vaste, qu'on ne peut l'embrasser ni le restreindre. J'espère cependant qu'à notre prochaine réunion nous pourrons vous donner quelques idées générales de la disposition et de la structure du système nerveux.

TROISIÈME LEÇON.

14 décembre 1838.

SOMMAIRE. Disposition admirable des organes que le système nerveux met en jeu.—L'organisation des petits animaux n'est pas moins parfaite que celle des grands.—Système nerveux cérébro-spinal, et système nerveux ganglionnaire.—Physiologie comparée du système nerveux.—Les infusoires ont-ils un système nerveux véritable?—Opinion de M. Oken, Virey et Carus.—Mémoire de M. Ehrenberg sur les animalcules microscopiques.—Réflexions sur ce Mémoire.

Enveloppe du système nerveux central. Solidité de la boîte crânienne.—Mécanisme du crâne.—Dure-mère.—Arachnoïde.—Liquide céphalo-rachidien.—Pie-mère.—Nombre et perfection des ouvrages qui paraissent chaque jour sur le système nerveux.—L'anatomie seule ne peut éclairer la physiologie du système nerveux.

Texture générale du cerveau. Travaux de Willis, Varole, Vieussens.—Analyse critique des idées de Gall et Spurkheim sur la texture du cerveau.—La substance grise est-elle la matrice de la substance blanche?—Ce que l'observation directe apprend sur le mode de formation des cavités encéphaliques.

MESSIEURS,

Je vous ai exposé aussi succinctement que possible dans la dernière séance combien le système nerveux influe jusque sur les moindres actes de l'économie vivante : vous avez vu qu'il n'est aucun organe en dehors de sa sphère. C'est au système nerveux que vous demandez tout ce qui touche à la vitalité, et c'est encore le système nerveux que vous retrouverez alors qu'il s'agit de la coordination et de l'accomplissement de nos fonctions mécaniques. Peut-être même ce second ordre de phénomènes est-il aussi admirable que le premier, par la multitude d'agents qui concourent simultanément à un même résultat. Oui, cette propriété qu'a le système nerveux de diriger d'une manière précise et sans aucune hésitation un acte mécanique tellement compliqué que l'analyse peut à peine le saisir, cette propriété, dis-je, confond tous nos calculs et nos prétentions scientifiques. Pour peu que vous y réfléchissiez, vous verrez que le moindre mouvement résulte d'une série de mouvements partiels, fondés sur les principes mécaniques les plus transcendants. Leviers, points d'appuis, puissances, tout est admirablement disposé.

Un exemple, et choisissons-le parmi nos actes les plus simples et les plus familiers.

Je saisis un objet avec la main. Dites-moi maintenant pour combien chaque muscle agit dans ce mouvement, combien de fibres y prennent part, quel degré de force chacune déploie, quelle somme de forces toutes réunissent? Vous n'essaierez même pas d'arriver à des données approximatives, tant le problème est compliqué. Un illustre mathématicien, Borelli, a tenté la solution d'une partie de ce problème, en voulant estimer la force d'un muscle quand il se contracte : vous n'ignorez pas qu'il a complétement échoué. Remarquez pourtant que la question telle que je la posais ne s'applique qu'aux agents musculaires; que serait-ce donc si nous avions parlé des leviers osseux, du glissement des surfaces articulaires, du jeu des différentes pièces qui entrent dans la composition de la main? Il est triste sans doute de ne point comprendre, en y réfléchissant, ce qu'on fait à tout instant, sans y réfléchir. Mais malheureusement nous en sommes là.

C'est surtout quand on s'arrête sur de petits êtres qu'on voit tout ce que le mécanisme animal a de parfait, de fini. Les poëtes et les naturalistes ont à l'envi célébré l'industrieux instinct de l'abeille; mais pourquoi se sont-ils tu sur les merveilles de son organisation? Il s'en faut pourtant que la fraction d'intelligence dont l'abeille a été douée, égale ses richesses physiologiques.

Ce que nous avons dit du système nerveux s'applique au cerveau, au cervelet, à la moelle épinière, et aux nerfs qui communiquent avec ces organes. Nous n'avons point prétendu parler de ce qu'on appelle communément le grand sympathique, ou système ganglionnaire. Je vous ai déjà prévenu que nous en étions encore aux conjectures, relativement aux fonctions de cet assemblage de ganglions, bien que de patients et laborieux anatomistes aient suivi avec une extrême précision les moindres filets qui en émanent pour se rendre à diverses destinations. Nest-ce pas par une classification arbitraire et pour satisfaire à certaines idées théoriques, qu'on a scindé le système nerveux en deux grandes divisions, le système nerveux cérébro-spinal et le système nerveux ganglionnaire? Pourquoi ne pas confondre leur étude en une seule? Quand nous voyons ces deux ordres de nerfs avoir ensemble tant de relations anatomiques, il n'est pas rationnel de se baser sur l'anatomie elle-même pour admettre deux classes de fonctions distinctes. Pourquoi, la physiologie, principale ou même seule autorité compétente, a-t-elle été à peine consultée? Quant aux explications proposées, sans les récuser ni les admettre, j'attends avant de me prononcer sur leur valeur. Comme les expériences que j'ai faites à ce sujet ne m'ont fourni aucun résultat bien marqué, j'en tenterai de nouvelles, et j'espère arriver à quelque chose de moins conjectural.

L'étude comparative du système nerveux serait peut-être un précieux moyen pour arriver à la connaissance des fonctions de certains nerfs. Ainsi tel nerf, tel renflement est chez un animal à l'état rudimentaire qui chez un autre a son maximum de développement. Voyez alors en quoi ces animaux diffèrent, ce que l'un a en plus, ce que l'autre a en moins. Peut-être l'absence ou la présence de certaines fonctions sont-elles liées à ces particularités anatomiques.

Ceci pourrait être applicable aux vertébrés chez lesquels il est hors de doute que le système nerveux existe; mais il n'en est plus de même des animaux non vertébrés. Admettons, ce qui n'est pas prouvé, que ceux-ci ont un système nerveux; il restera toujours à démontrer que ce système nerveux est le même que celui que nous connaissons dans les aniıux supérieurs sous le nom de système nerveux rébro-spinal ou ganglionnaire.

Même parmi les animaux vertébrés il n'est pas ıjours facile de reconnaître les parties du cerveau ıi se correspondent dans les différentes classes. nsi, chez les poissons, ces rapprochements sont n d'être aussi aisés qu'on se le figure. Parce 'on aura déclaré avec assurance que ceci est e)e optique, cela le lobe olfactif, etc., etc., on devra pas être cru sur parole. En science il ıt d'autres preuves que des assertions.

Vous saurez vous défier beaucoup de ces applitions de l'anatomie à la physiologie. Le genre de ; des animaux, les milieux où ils sont plongés cessitent des conditions de structures différentes ur chaque espèce, chaque classe, chaque indilu, et que vous ne réussiriez point à rallier à un)e homogène.

Messieurs, malgré toute la réserve que les conıances et l'autorité de noms respectables m'imsent, je ne puis laisser sans réponses certaines ertions qui me semblent avoir été émises et acɔtées un peu légèrement. Je viens de vous dire que xistence d'un système nerveux dans certaines sses d'animaux inférieurs est fort contestable. ı bien! des observateurs fort habiles, établissent e ce système nerveux existe, et ils vont plus loin isqu'ils arrivent à ne plus envisager ces animaux e comme formés tout entiers de substance nerıse. Ce serait peut-être ici le cas d'appliquer ce ton familier que *qui veut trop prouver ne prouve n*. En effet, comment M. Oken a-t-il pu écrire

ces lignes que je traduis littéralement : « La sub-
» stance nerveuse a commencé par la masse ner-
» veuse, c'est-à-dire par la chose la plus élevée,
» par celle-là que les physiologistes ont considérée
» comme étant la dernière à se montrer. » (Ceci n'est pas trop clair : ce qui suit l'est davantage). « L'animal tire son origine du nerf, et tous les
» systèmes anatomiques ne font que se dégager
» ou se séparer de la masse nerveuse. *L'animal n'est qu'un nerf.* » Singulier nerf, il faut en convenir, que celui-là où ni la disposition anatomique ni l'analyse chimique ne montrent la substance nerveuse !

Partant de cette prétendue origine première de l'animal, M. Virey n'hésite pas à assimiler, on ne sait pas trop pourquoi, la substance encore amorphe à la matière du sperme.

N'est-ce pas aussi pour féconder les idées de M. Oken que M. Carus a imaginé son système de polarisation de la substance nerveuse ?

J'ai vu avec regret la facilité avec laquelle on s'est emparé de ces assertions entièrement hypothétiques, pour expliquer des phénomènes que nous ne comprenons pas, et que nous ne comprendrons jamais si nous nous égarons dans de pareilles routes. C'est bien assez déjà que d'étudier le système nerveux qu'on voit, sans encore s'occuper d'un système nerveux invisible.

Quand il s'agit d'anatomie très délicate, d'objets assez déliés pour ne pouvoir être aperçus par l'œil nu, on est obligé de recourir au microscope. Il y a dans ce mode d'exploration quelques causes d'erreurs que je veux vous signaler afin que, prévenus, vous vous teniez sur vos gardes. Ce sera par là que je terminerai ces espèces de prolégomènes.

M. le professeur Ehrenberg, de Berlin, vient de publier sur les animaux infusoires un ouvrage magnifique, enrichi de planches qui ne laissent rien à désirer pour le nombre et la perfection des dessins. L'histoire de ces animaux, leurs variétés de forme et de structure, leur classification, tout y est exposé avec une richesse d'exécution vraiment admirable. Mais à côté du mérite de cette publication auquel je me plais à rendre justice, je me permettrai quelques réflexions que du reste j'adresserais à M. Ehrenberg lui-même. Ce savant micrographe est-il toujours resté dans les limites de l'observation? Lorsque dans un animalcule imperceptible, espèce d'atome qui n'a pas plus d'un centième de millimètre de dimension, il aperçoit des organes semblables aux nôtres, ne peut-on pas se demander si ces détails sont aussi vrais qu'ils sont piquants? Ainsi la *Monade* aurait une bouche garnie de cils, et servant d'ouverture à une sorte de tuyau membraneux, muni de cinq à six poches, destiné à recevoir et à digérer des aliments. Les genres *Paraménie*, *Enchélide*, *Kolpode*, offriraient aussi un tube intestinal flexueux et d'autres viscères. Plusieurs de ces infusoires ne seraient pas privés des sens spéciaux : ils auraient des yeux. L'*hydatina senta* percevrait des sensations au moyen de filets nerveux, communiquant avec deux corps ganglionnaires situés au milieu des organes rotatoires. Cette disposition rappellerait celle du grand sympathique chez les mammifères. Je le répète, je crains que M. Ehrenberg n'ait poussé un peu loin l'analogie. Voir dans un misérable infusoire une sorte de miniature de l'organisation humaine, c'est être par trop modeste. Et si un philosophe a pu accuser l'homme d'orgueil pour s'être comparé à la divinité, un philosophe ne pourrait-il pas nous reprocher un excès d'humilité pour chercher si bas notre image? Restons à notre place, messieurs, et laissons l'infusoire à la sienne.

Je ne fais qu'effleurer ces données fondamentales, parce que nous aurons à y revenir plus en détail, quand nous traiterons des fonctions et des propriétés du système nerveux.

Si vous voulez avoir une idée générale de la disposition anatomique du système nerveux, vous devez choisir parmi les animaux ceux chez lesquels il est le plus développé. Au premier rang sont les vertébrés. Ce que nous avons à vous dire ici s'appliquera donc aux animaux de cette classe, et surtout à l'homme.

Ce qui frappe le plus dès l'abord, c'est la solidité de la boîte osseuse destinée à loger la substance nerveuse centrale. Il semble que la nature ait été au devant des précautions les plus minutieuses pour mettre un organe aussi délicat à l'abri de toute violence extérieure. Le crâne sera arrondi, afin que les pièces qui le forment, agissant comme autant de voûtes, résistent avec une grande énergie à toutes les causes qui pourraient blesser ou contondre la pulpe cérébrale. Qu'un coup soit porté sur la tête, les os ne cèdent pas ıme céderait un os plat. Il y a là un mé-isme fort curieux. Le canal rachidien qui tient un organe non moins important, la elle épinière, réunit également toutes les ditions possibles de solidité. Il n'est pas d'une le pièce, mais il résulte de la réunionde plu-ırs os, solidement articulés entre eux, afin se prêter aux mouvements du corps, sans endant que ces mouvements puissent jamais assez considérables pour que l'organe mé-laire soit lésé. Que d'obstacles rencontre un ps étranger avant d'arriver à la moelle? En ière, ce sont les apophyses épineuses qui le nnent à distance; sur les côtés, les apophyses nsverses. On conçoit difficilement qu'il pénètre avant, puisqu'il sera obligé d'abord de traverser ıte la profondeur du cou ou de l'abdomen, et 'ensuite il rencontrera le corps des vertébres dont paisseur est énorme. Par le nombre de ses piè-, tous les ébranlements communiqués à la e osseuse sont décomposés et ne peuvent oir, excepté dans les cas extrêmes, de fâcheux entissement. Vous voyez donc que tout est évu.

Indépendamment des enveloppes osseuses, il en t de membraneuses, et celles-là remplissent ssi d'importantes fonctions.

La dure-mère est la plus résistante et la plus aisse des membranes cérébrales. Elle adhère rtement aux os du crâne par des prolongements sculaires et fibreux, qui assurent son contact rmanent avec les parois osseuses. Aussi ne peut-elle s'en écarter ni glisser d'un point à un autre. Enveloppe protectrice du cerveau, elle isole diverses parties de ce viscère par les prolongements sous forme de cloisons qu'elle envoie dans la cavité crânienne. Au rachis, la dure-mère adhère à peine aux vertèbres, et son mode d'adhérence varie suivant les points qu'on examine. En avant, ce sont des lames cellulaires et fibreuses; en arrière, des filaments minces, entremêlés de vésicules adipeuses: latéralement, elle est fixée par les gaînes fibreuses qui enveloppent les nerfs spinaux jusqu'au trou de conjugaison. Les moyens d'union entre la dure-mère et les parois du canal rachidien sont tels que tout en assurant une situation déterminée à cette membrane, ils lui permettent de se prêter aux différents mouvements de la colonne vertébrale et à ses variations de hauteur. Il n'y a aucune ligne de démarcation entre la dure-mère du rachis et celle qui enveloppe le cerveau. Dans son ensemble cette membrane représente un long sac cylindroïde terminé supérieurement par un renflement moulé sur le crâne.

Au-dessous de la dure-mère est l'arachnoïde. Rangée par Bichat dans la classe des séreuses, cette membrane tapisse par son feuillet adhérent la face interne de la dure-mère qu'elle rend lisse et glissante. Mais par une disposition anatomique fort remarquable, son feuillet viscéral ne revêt point immédiatement l'organe cérébro-spinal, comme on le croyait avant nos recherches : bien plus il existe entre l'arachnoïde et la substance nerveuse un intervalle assez considérable, rempli

: un liquide. Ce liquide, quelle est sa nature, composition, sa distribution et ses usages? est ce que nous examinerons, bien que je ne propose pas d'en faire l'histoire complète. Qu'il suffise pour le moment de vous avoir signalé présence d'un liquide, non pas dans la cavité ıme de l'arachnoïde, mais sous le feuillet libre cette membrane, autour de l'encéphale et de moelle. Quand nous examinerons comparative-ent le volume du système nerveux central et la pacité de la boîte cranienne et vertébrale, vous ver-; combien il s'en faut que cette capacité et ce vo-ne soient dans d'exactes proportions. Cependant ouvrages les plus estimés et les plus modernes nsacrent encore cette erreur anatomique grave. Voici de très belles planches que vient de pu-er M. Arnold. La moelle y est figurée remplis-nt exactement le rachis. Le professeur actuel d'a-tomie de la Faculté, dans son ouvrage sur le stème veineux rachidien, représente la moelle mme occupant toute la cavité vertébrale. Plusieurs tres anatomistes, et j'ai choisi avec intention ces ux noms parmi les plus distingués, ou bien ne sent rien du liquide cérébro-spinal, ou en par-nt comme on parle en général des liquides conte-ıs dans les cavités séreuses. C'est là, je le répète, ıe grave erreur. Sans attacher à ce liquide une ıportance exagérée, comme Sœmmering qui laisse entendre que ce pourrait bien être le principe al, la partie animée de l'organisme, je consa-erai quelques leçons à l'étudier, car nous y rat-cherons bon nombre de phénomènes physiologiques et pathologiques sur lesquels on n'a eu jusqu'ici que de très fausses idées.

Nous voici arrivés maintenant à la substance nerveuse elle-même. Que de travaux entrepris sur ce sujet, depuis Démocrite qui passait pour fou aux yeux des Abdéritains, parce qu'il étudiait le cerveau sur une chèvre, jusqu'aux immenses publications qui se multiplient de nos jours avec une inépuisable fécondité ! C'est M. Arnold, dont vous voyez sur cette table le magnifique atlas. C'est M. Leuret, qui fait paraître l'anatomie comparée du système nerveux, avec une modestie digne de son talent. C'est M. Bourgery qu'une louable ambition porte à compléter son superbe monument anatomique par la description complète et détaillée du système nerveux. Ce sont tant d'autres anatomistes, en France comme à l'étranger, dans une sphère plus ou moins élevée, qui rivalisent de zèle et d'ardeur pour apporter leur pierre ou leur grain de sable à l'édifice médical. La chimie organique n'est pas restée en arrière. Vauquelin, notre célèbre chimiste, avait déjà fait l'analyse de la matière nerveuse, et, après lui, MM. John, Matteuci, Chevreul et autres encore s'en sont utilement occupés. Mais c'est surtout à M. Couerbe que nous devons le travail le plus complet sur la composition chimique de la substance cérébrale. J'aurai soin de vous en parler.

Pendant que tout s'agite autour de nous, que tout marche, que tout est en progrès, voudriez-vous, messieurs, faire une halte honteuse ? Prenez garde que c'est à nous la plus belle part de l'entreprise. Que l'anatomie, que la chimie étudient la matière morte ! à la physiologie appartient l'étude de la matière vivante.

Je ne crois pas aller trop loin en disant que l'anatomie n'a jeté aucune lumière sur les fonctions du système nerveux. Elle a pu venir en aide de la physiologie ; montrer, par exemple, que si tel organe est troublé après la section de tel nerf, c'est que cet organe est en relation anatomique avec ce nerf ; mais de là à dire *à priori* quelle sera la nature des troubles qui surviendront, il y a un intervalle immense.

C'est surtout quand on prend une fonction isolément que l'on reconnaît que les explications basées sur l'anatomie finissent là où commence le système nerveux. Ainsi, pour la vision, nous savons les usages de la cornée transparente, de la choroïde, de l'iris, du cristallin et des diverses humeurs : toute la physique de l'œil repose sur l'anatomie. Mais voici le rayon lumineux arrivé à la rétine ; que se passe-t-il en ce point ? nous l'ignorons. Pourtant, nous connaissons tout aussi bien la disposition du nerf optique, sa jonction avec son congénère, son trajet au-delà du chiasma, sa fusion avec la masse nerveuse centrale, que ce qui constitue la structure de la coque de l'œil : la seule différence c'est que le problème est complexe. La partie physique pourra être éclairée par l'anatomie, mais la partie nerveuse, c'est-à-dire vitale, ne le sera aucunement.

Ceci posé, et vous voyez que nous avons bien de la peine à avancer, il s'agit de jeter un coup-d'œil sur ce que l'anatomie nous apprend de la texture générale du cerveau.

Isolé de ses membranes, le cerveau s'offre sous la forme d'une masse grisâtre, molle, dont la surface est sillonnée par un nombre considérable d'éminences et de dépressions. Ce sont les circonvolutions et les anfractuosités. Il suffit de couper une tranche de matière cérébrale pour voir que le cerveau est composé de deux substances, l'une grise qui en forme comme l'écorce, c'est la *substance grise* ou *corticale ;* l'autre blanche qui en est en quelque sorte le noyau, c'est la *substance blanche* ou *médullaire*. La proportion comparative de ces deux substances est fort difficile à évaluer. Ai-je besoin d'ajouter que dans différents points de la masse cérébrale vous rencontrez des renflements de substance grise et de substance blanche qui ont reçu des noms différents ? Ce sont des détails trop connus pour que je les mentionne. Arrêtons-nous plutôt sur ce qu'on a coutume d'appeler les *connexions* du cerveau.

Jusqu'à Willis et Varole, les anatomistes s'étaient contentés de couper par tranches le cerveau de haut en bas, afin d'étudier la disposition de la substance grise et de la substance blanche : les objets qu'on apercevait étaient désignés par différents noms empruntés à leur forme, à leurs couleurs, ou aux idées théoriques alors en faveur. On ne cherchait nullement à établir quelle liaison anatomique pouvait unir entre elles les diverses parties de l'encéphale ou de la moelle.

Willis imagina une coupe qui consiste à attaquer le cerveau de bas en haut, de manière à découvrir tout l'intérieur des ventricules ainsi que les parties qui en constituent le plancher et la voûte. Mais dominé par ses idées de plissement de la masse cérébrale, il ne poussa pas loin ses recherches, et se contenta d'aperçus grossiers.

Varole le premier entreprit non plus de simples coupes, mais la dissection minutieuse du cerveau, en procédant de la base au sommet.

Vieussens alla plus loin. Il voulut voir comment se comporte la substance grise par rapport à la substance blanche, et comment chacune de ces substances se comporte par rapport à elle-même dans les différents points où on l'observe. Ainsi, par exemple, il suivit les pyramides antérieures à travers la protubérance et les pédoncules cérébraux jusqu'au centre de substance blanche auquel il a donné son nom (centre ovale de Vieussens). Il regardait ce centre comme un point d'où s'irradiaient toutes les fibres nerveuses.

D'autres anatomistes s'étaient succédés, et leurs travaux n'avaient pas été sans éclat, lorsque parurent les recherches du docteur Gall et de Spurzheim. Leur méthode d'étudier le cerveau n'est pas nouvelle, car elle remonte jusqu'à Varole. La base fondamentale de l'ouvrage de Gall et de Spurzheim, c'est que des deux substances qui entrent dans la composition du cerveau, l'une sert de matrice à l'autre. Ainsi une portion de substance blanche ne pourra se renfler, augmenter de volume, qu'à la condition qu'elle traversera une couche de substance grise pour que celle-ci lui fournisse ses matériaux d'accroissement. Les pyramides antérieures, les pyramides postérieures et les faisceaux olivaires constituent les principaux appareils de formation. La pyramide antérieure est là comme la racine de chaque hémisphère cérébral. Après s'être entrecroisée avec la pyramide opposée, elle traverse la protubérance : là, rencontrant de la substance grise, elle se renforce, continue son chemin à travers le pédoncule antérieur, et arrive au corps strié. Nouvelle substance grise, nouveau renflement. La pyramide ne s'arrête pas en ce point, et elle gagne les circonvolutions où elle devient hémisphère. Les faisceaux olivaires et les pyramides postérieures vont de leur côté compléter ce que la pyramide antérieure n'a pu faire, et ainsi se trouve façonnée chaque moitié du cerveau.

Ce n'est pas tout. Gall et Spurzheim admettent des appareils de réunion ou *commissures*. Ces commissures, destinées à faire communiquer entre eux les deux hémisphères et leurs compartiments, seraient formées par un système de fibres que ces anatomistes appellent *faisceaux rentrans* ou *convergens*. Le corps calleux, la voûte à trois piliers, la commissure antérieure et la commissure postérieure seraient les agents de ces *communications sympathiques*, comme les appelait Vicq d'Azir. C'est par les commissures que doit être expliquée l'unité du système nerveux.

Malheureusement pour ce système qui a eu un si grand retentissement, toutes les propositions fondamentales sont des hypothèses, des créations d'esprit tout-à-fait arbitraires et souvent contradictoires. Sans les discuter une à une, ce qui serait facile, je veux seulement vous signaler un fait qui me semble anéantir tout cet échafaudage pseudo-scientifique.

La matière grise, d'après ces anatomistes, est la matrice, en d'autres termes, la mère de la matière blanche. Pourquoi donc la matière blanche préexiste-t-elle à la matière grise? Depuis quand l'enfant donne-t-il le jour à sa mère? C'est cependant ce qui résulte des principes de Gall et de Spurzheim, puisque chez les embryons, on ne voit dans le cerveau que de la substance blanche et pas de substance grise; ce n'est que plus tard que la substance grise commence à paraître. Et ici, comme toujours, j'apporte des preuves. Examinez ce cerveau d'un embryon de deux mois et demi dont j'ai coupé par le milieu un hémisphère : vous n'y apercevez aucune trace de substance grise; il est en totalité constitué par la substance blanche. Comment donc s'expliquer les idées de formation de la substance blanche par de la substance grise? L'objection me paraît sans réponse.

Il ne faut donc jamais admettre en principe une chose non prouvée. En agissant autrement vous voyez à quoi on s'expose.

La plupart des anatomistes qui se sont occupés depuis Gall de la structure du cerveau, ont marché dans la voie qu'il avait ouverte, et ont cherché comme lui à établir au sein de la substance nerveuse des points spéciaux d'où partiraient et où aboutiraient les fibres cérébrales. Bien que je n'aie point pour objet de vous faire l'anatomie du système nerveux, j'aurai peut-être l'occasion de revenir sur leurs travaux.

Qu'il me suffise pour aujourd'hui de vous faire remarquer que pour l'étude du cerveau, comme pour celle de tout autre organe, il faut procéder simplement par l'observation sans se laisser guider par une idée préconçue. La disposition des cavités cérébrales, des éminences, des dépressions, s'expliquera naturellement pour peu que vous suiviez les diverses évolutions que subit la masse encéphalique depuis l'instant de sa formation.

Ainsi dans les premiers temps de la vie intra-utérine, les hémisphères sont représentés par une membrane mince recourbée sur elle-même en forme de grand sac au centre duquel existe une large cavité. Plus tard cette membrane s'épaissit et recouvre complétement diverses parties qui jusqu'alors étaient à découvert. L'apparition du corps calleux, qui n'est d'abord qu'à l'état de vestige, indique la séparation du cerveau en deux moitiés. Dans cette période, la surface interne du cerveau est unie, sans inégalités; mais bientôt de légères dépressions, de petites saillies se dessinent par suite de la rétraction de divers points de la membrane nerveuse. Attendez un peu et ce seront les anfractuosités et les circonvolutions. Enfin le corps calleux, le corps strié et les couches optiques acquièrent leur complet développement. Ce qui n'était d'abord qu'une pulpe diffluente et homogène devient cet admirable ensemble qui constitue le cerveau.

Vous comprendrez facilement maintenant par quel mécanisme se forment les ventricules cérébraux. Ceux-ci ne sont que des cavités secondaires, résultant de la division en plusieurs compartiments de la cavité unique constituée par le renversement et la réflexion de la membrane des hémisphères. Nous vous dirons bientôt par quelle voie ces ventricules communiquent entre eux, et comment le liquide distribué à la surface de la masse cérébro-spinale pénètre dans leur cavité.

Il est facile de prouver que les circonvolutions sont le produit de l'adossement de la membrane des hémisphères, quand celle-ci s'est divisée en une multitude de plis, par suite du retrait inégal de sa substance. D'abord l'examen du cerveau aux diverses époques de la vie embryonnaire, montre la succession régulière de ces diverses phases. Ensuite si vous cherchez à opérer le déplissement de ces circonvolutions, vous voyez que leur partie centrale est la moins résistante, et que de légères tractions les divisent en deux lames d'une égale épaisseur, comme si ces deux lames étaient simplement accolées.

Je vous en ai dit assez pour vous faire comprendre ce qu'il nous importait de connaître avant d'attaquer l'étude du liquide céphalo-rachidien. Il nous reste maintenant à vous démontrer l'existence de ce liquide, le lieu qu'il occupe, les déplacements auxquels il est soumis. Nous retrouverons à l'extérieur de l'encéphale et de la moelle des dispositions physiques en harmonie avec la présence de ce liquide, et, en même temps que nous décrirons son itinéraire, nous ferons une description abrégée des lieux où on l'observe.

QUATRIÈME LEÇON.

19 décembre 1838.

Sommaire. Du liquide céphalo-rachidien. Appréciation des procédés généralement en usage pour mettre à découvert le cerveau et la moelle épinière. — Manière d'ouvrir le crâne et le rachis. — Procédé du professeur pour recueillir le liquide cérébro-spinal. —Changement qu'apporte dans la distribution du liquide l'ouverture du crâne et du rachis.—Considérations physiques sur le liquide.—Volume comparatif du canal vertébral et de la moelle.—Examen de planches anatomiques.—Mode de distribution du liquide autour de l'encéphale.—*Confluents* principaux du liquide.—Le liquide ventriculaire communique avec le liquide sous-arachnoïdien.—*Entrée* des ventricules.—Mode de distribution du liquide à l'intérieur de l'encéphale.—Siége précis qu'occupe le liquide.—Préparation pour montrer le siége précis du liquide.—L'arachnoïde diffère des autres membranes séreuses. — Expérience qui démontre l'existence d'un liquide à l'intérieur de l'axe cérébro-spinal.

Messieurs,

Tout ce que nous savons des propriétés physiques du système nerveux central nous représente sa substance comme extrêmement délicate, et susceptible d'être altérée par la moindre violence. Une pulpe friable, tenant le milieu entre les tissus solides et les tissus demi-liquides : telle est la nature de la matière cérébrale. Pour la débarrasser de ses enveloppes, vous ne mettrez pas moins de soin que pour explorer l'intérieur d'une montre dont vous ouvrez doucement la boite; car que sont les rouages d'une montre auprès des parties si merveilleusement impressionnables du cerveau ? Songez donc qu'il suffit sur le vivant que la tête heurte un peu brusquement un corps étranger, pour que des étourdissements, des défaillances, la mort même en soient la conséquence, et alors vous trouverez à l'autopsie des déchirures et des épanchements. Si de tels phénomènes se passent pendant la vie, que sera-ce après la mort où le cerveau est soumis entièrement aux lois physiques? Ainsi quelques précautions que vous preniez pour enlever le crâne sans léser la substance nerveuse, vous n'en prendrez jamais assez. Voyons maintenant comment on procède dans nos amphithéâtres.

Avec un fort bistouri on fait à l'endroit du crâne qu'on veut séparer une incision circulaire qui pénètre jusqu'aux os; puis, fixant d'une main la tête sur un billot en fonte, on frappe de l'autre avec un gros marteau en fer à coups multipliés sur la voie qu'a dessinée l'instrument. La force de chaque coup doit être calculée de manière à briser le point frappé sans pénétrer dans la matière cérébrale. Quand toute la voûte du crâne est séparée du reste, on introduit entre les esquilles le crochet dont est armé le manche du marteau, et alors, par une traction brusque en arrière, on achève l'opération. Voilà ce qu'on fait partout aujourd'hui, et encore le fait-on avec une certaine prétention. On assure même, d'après le témoignage formel de Bichat, que cette manière d'arriver au cerveau est bien meilleure et bien plus dépourvue d'inconvénients que d'autres procédés plus rationnels.

N'est-ce pas au contraire à ces manœuvres barbares qu'est due l'ignorance où l'on a été si longtemps sur l'existence de dispositions anatomiques faciles à constater, par leur volume et leur aspect? Il n'y avait pas de médecin, il n'y avait pas d'élève qui n'eût vu s'écouler du liquide à l'ouverture du crâne, mais on s'en inquiétait fort peu. On notait cela plutôt afin d'avoir des observations complètes, que pour en déduire d'utiles renseignements. Et d'abord, comment aurait-on eu des notions exactes sur la quantité et la qualité de ce liquide, après qu'on l'avait agité avec la matière nerveuse et le sang chassé de ses vaisseaux? Ce n'est pas, pardonnez-moi cette comparaison vulgaire, quand on a violemment secoué une bouteille qu'on peut apprécier le vin qu'elle contient.

On se sert, pour ouvrir le rachis, de procédés non moins défectueux. C'est toujours le marteau en fer; seulement au lieu de briser directement les lames des vertèbres, on les casse avec une sorte de tronçon de sabre, à tranchant mousse, sur le dos duquel portent les coups du marteau. Quand l'instrument pénètre trop avant, il blesse la moelle et ses enveloppes, et le liquide s'écoule. Dans les cas les plus heureux, lorsque les membranes rachidiennes sont restées intactes, le liquide agité par le choc du marteau se mêle à la substance médullaire et s'engage dans des points où il n'existe pas normalement. On ne peut donc avoir ainsi que des nseignements fort incomplets sur son volume et n siége.

C'est dans le but de remédier à ces inconvénients ıe j'ai dû adopter des procédés particuliers pour ıvrir le crâne et le rachis. Voici comment je m'y 'ends.

Si je veux conserver le liquide et examiner sa stribution à la surface et dans l'intérieur du cerau, j'enlève toute la voûte du crâne par une série : coupes faites circulairement avec la scie. J'ai en soin de n'entamer que l'épaisseur des os et de specter la dure-mère. Cette membrane mise à ı, j'arrive sans obstacle au liquide. Dans le cas ı je ne veux pas recueillir le liquide, et où il me ffit de juger de sa quantité par les dimensions :s points qu'il occupait, je fais usage d'une grande ie, dont la lame est très-mince, et je coupe d'un ul trait toute l'étendue transversale du crâne et du rveau. On a ainsi la tête séparée en deux moitiés, on peut les examiner chacune isolément.

Pour le rachis je me sers de cette forte cisaille, ıpelée *sécateur*, dont les branches sont, vous le ›yez, extrêmement longues, ce qui augmente ːaucoup l'énergie d'action de l'instrument. J'introduis la lame la plus mince sous la vertèbre que veux inciser, puis je rapproche les branches jusu'à ce que la seconde lame, pressant la paroi osːuse du canal rachidien, achève la section. De ːtte manière, ni les membranes, ni le liquide, ni la ıoelle ne sont altérés.

Il s'agit maintenant de recueillir le liquide et d'en valuer la quantité contenue dans la cavité cérébro-spinale. Comme tous les points occupés par le liquide communiquent entr'eux, il suffit pour l'obtenir de lui donner issue dans un endroit déclive où sa pesanteur l'entraîne.

J'enlève avec précaution les lames du sacrum et des dernières vertèbres lombaires. Arrivé à la dure-mère, je détache et nettoie soigneusement le prolongement membraneux des méninges, sorte de cul-de-sac destiné pendant la vie à s'opposer à l'issue du liquide. Le sujet est mis alors dans une position verticale. Une capsule étant disposée au-dessous de la gaîne fibreuse, j'incise par un coup de ciseau ou de bistouri l'extrémité inférieure de cette gaîne, et aussitôt le liquide s'écoule, souvent avec un jet, dans le vase destiné à le recevoir. Ceci est une chose constante, à moins toutefois qu'en faisant la préparation, vous n'ayez par mégarde perforé la dure-mère et l'arachnoïde, et par conséquent laissé échapper le liquide céphalo-rachidien.

Par cette opération, on recueille le liquide que contient le canal vertébral, en même temps que l'air y pénètre par bulles successives et va le remplacer dans l'espace sous-arachnoïdien. Une partie du liquide renfermé dans l'intérieur et à la superficie de l'encéphale, s'écoule par le même orifice, surtout si on a la précaution *d'annuer* la tête, de manière à faciliter sa sortie ainsi que l'ascension de l'air. Mais de cette manière vous n'arriverez jamais à évacuer la totalité du liquide. Il arrivera pour la boîte osseuse ce qui arrive pour une barrique que l'on perce dans un point déclive pour en essayer le vin : celui-ci ne sort librement que quand la ıde est enlevée. Faites une ouverture aux parois crâne, l'équilibre de la pression atmosphérique ı rétabli, et le liquide, obéissant à son poids, omencera de nouveau à couler.

Au moment où le crâne est enlevé, vous voyez lure-mère s'affaisser lentement à mesure que le ıide s'échappe par l'ouverture du rachis. Le énomène du déplacement de la couche liquide i enveloppe le cerveau deviendra plus apparent ous incisez la dure-mère, sans intéresser le feuil- viscéral de l'arachnoïde. Vous apercevrez alors te couche qui par sa distribution rétablit la cour- re régulière du cerveau, disparaître graduelle- ınt et se diriger vers le rachis.

Il reste cependant entre les circonvolutions de tites traînées de liquides qui occupent leur sillon séparation. Pressez légèrement les hémisphères, vous les ferez sortir, ou mieux, percez l'ara- noïde avec la pointe d'une pipette, et aspirez le uide pour le verser ensuite dans un vase.

Le liquide contenu dans les cavités ventriculai- s en a été chassé par un mécanisme fort simple. s hémisphères s'affaissant sous le poids de l'atmo- hère ont pressé le liquide des ventricules latéraux, l'ont fait s'engager à travers les ouvertures de onro, dans le troisième ventricule. Mais ce ven- cule n'a qu'une capacité déterminée qui n'est ınt en rapport avec le volume du liquide qui y rive ; aussi ce liquide est-il de nouveau contraint émigrer. Où ira-t-il ? son itinéraire est tout acé. Ne trouve-t-il pas l'orifice de l'aqueduc de lvius ouvert pour le recevoir ? Après l'avoir parcouru, il parvient au quatrième ventricule, sort par l'ouverture que j'ai décrite et sur laquelle je reviendrai tout à l'heure, est entraîné par son poids dans toute la longueur du rachis, et tombe dans le sac membraneux où est appliquée la ligature. Celle-ci enlevée, il s'écoule, et vous le recevez dans un vase.

Si le retrait des ventricules latéraux n'a pas suffi pour évacuer la totalité du liquide, incisez leurs parois, et allez pomper avec la pipette jusqu'aux dernières gouttes.

La quantité de liquide que l'on recueille ainsi, varie suivant plusieurs circonstances que nous indiquerons en détail. Il en est une surtout que je dois mentionner dès maintenant, car elle pourrait vous embarrasser si vous n'étiez pas prévenus.

L'intervalle qui s'est écoulé entre l'autopsie et l'instant de la mort doit être pris en grande considération, puisque le liquide sera d'autant plus abondant que cet intervalle aura été moins long. Pour des raisons de sécurité individuelle que je suis loin de blâmer, on ne procède en général à l'ouverture des cadavres que vingt-quatre heures après le décès : déjà une partie du liquide a eu le temps de s'imbiber dans les parties voisines. Attend-on plus longtemps encore, soixante-douze heures par exemple, il n'en reste presque plus de traces. C'est pour avoir ignoré ces particularités toutes physiques, que des anatomistes fort distingués trouvant dans certains cas et ne trouvant pas dans d'autres le liquide céphalo-rachidien, avaient supposé qu'il n'était que le produit d'une exhalation morbide ou cadavérique. Si on fait les autopsies très peu de temps après la mort, ainsi qu'on y est obligé dans certaines épidémies graves où la putréfaction s'empare en deux ou trois heures des cadavres, il n'est pas rare de trouver le crâne et le rachis remplis par le liquide. Vous ne vous méprendrez pas sur les causes qui déterminent cette abondance de liquide, ainsi que cela est arrivé à un médecin fort distingué qui avait proposé une théorie de la fièvre jaune basée sur cette circonstance anatomique. Pareille erreur n'eût pas été commise, si l'histoire du liquide céphalo-rachidien était plus généralement connue.

Puisqu'une certaine quantité de liquide, plusieurs onces, est logée à l'intérieur du crâne et du rachis, il faut donc que le système nerveux central ne remplisse pas complétement toute la capacité de ces cavités osseuses. Ceci est de toute évidence. Le raisonnement y amène et l'observation directe le prouve.

Prenons d'abord le rachis et examinons la moelle: elle ne descend pas au-delà de la première vertèbre lombaire, bien que son canal membraneux et son canal osseux se prolongent beaucoup plus loin; mais elle est continuée par un faisceau de filets nerveux connus en anatomie sous le nom de *queue de cheval*. A part la trivialité de cette dénomination, y a-t-il réellement quelque vérité dans la comparaison qu'on a établie entre les crins de la queue du cheval et les nerfs qui terminent la moelle? Aucune. Sur le vivant, les nerfs ne sont ni appliqués les uns aux autres, ni réunis en une seule masse. Plongé et suspendu au milieu du liquide, chaque filet est disposé parallèlement aux autres, et baigné, isolé, dans la couche qui l'enveloppe. C'est surtout au voisinage du sacrum que la quantité de liquide augmente, ainsi qu'on le prouve directement en injectant dans le tissu cellulaire sous-arachnoïdien une injection coagulable.

Voici une préparation qui montre jusqu'à l'évidence le volume comparatif de la moelle épinière et du liquide du rachis. Elle est facile à répéter. Après avoir enlevé une des lames des pièces du sacrum, on a fait une ponction à la dure-mère pour évacuer le liquide. Le liquide écoulé, on a injecté dans le canal vertébral, par la même ouverture, une certaine quantité de gélatine liquéfiée par la chaleur, puis on a appliqué une ligature, pour retenir l'injection et lui donner le temps de se solidifier. Le temps convenable expiré, on a mis à nu, par le procédé indiqué précédemment, toute la masse nerveuse cérébro-spinale que vous avez actuellement sous les yeux.

Vous voyez parfaitement sur cette pièce que la cavité médullaire des méninges est remplie en partie par la moelle, en partie par la matière injectée. Chaque racine, chaque vaisseau, chaque nerf est entouré d'une sorte d'atmosphère gélatineuse; c'est surtout au niveau de la queue de cheval que l'épaisseur du faisceau nerveux est le moins considérable. L'injection en ce point forme une couche circulaire de deux à trois lignes.

Il n'y a que peu d'intervalle entre la face antérieure de la moelle et le rachis, depuis le trou occipital jusqu'à la deuxième vertèbre lombaire : une disposition inverse a lieu pour la face postérieure qui en est distante de plusieurs lignes.

Voici plusieurs planches, dont j'ai préparé moi-même les pièces, et qui n'ont pas encore été publiées. Elles représentent le diamètre de la moelle, dans ses diverses régions, et les espaces occupés par le liquide. Ceci me rappelle une singulière méprise ou plutôt fraude commise par des libraires de Bruxelles qui ont publié une édition de mon précis de physiologie. Me trouvant dernièrement en Belgique, ils vinrent m'en apporter un exemplaire. Quelle ne fût pas ma surprise de voir qu'ils avaient substitué aux planches du premier volume qui représentent diverses coupes du cerveau, une planche de l'atlas de M. Jules Cloquet qui est en opposition directe avec mes idées, puisqu'elle figure la moelle remplissant la totalité du canal rachidien; ces messieurs avaient trouvé plus commode et plus économique d'utiliser quelque fonds de magasin que de se donner la peine de reproduire mes dessins.

La distribution du liquide à la surface du cervelet et du cerveau est plus compliquée. Afin de faciliter son étude, supposons-le partir d'un point, et suivons-le dans tout son trajet. Le point de départ sera, si vous le voulez, le trou occipital.

A la hauteur du trou occipital, au-dessous du cervelet, existe une couche considérable de liquide qui se change en une lame mince en contournant en arrière le cervelet pour gagner la face supérieure de cet organe jusqu'aux tubercules quadrijumeaux.

En cet endroit, nouvelle accumulation de liquide

au milieu duquel baigne la glande pinéale. C'est là que Bichat plaçait son prétendu canal sur lequel nous reviendrons.

De ce point le liquide se répand dans toutes les directions en avant, en arrière et latéralement; il gagne la superficie des hémisphères cérébraux, s'enfonce dans les anfractuosités jusqu'aux dernières limites des scissures qui séparent les lobes et les lobules. Partout il accompagne la pie-mère. Cette distribution du liquide est évidente sur ce cerveau injecté avec de la gélatine et du vermillon. Quand j'incise avec le bistouri la substance cérébrale, on voit sur chaque tranche des lignes rougeâtres qui ne sont autre chose que la matière d'injection qui s'est solidifiée dans le sillon de séparation des circonvolutions.

A la base du crâne, le liquide forme une couche épaisse qui s'étend de la protubérance annulaire qu'il baigne, dans l'espace compris entre les pédoncules du cerveau. L'artère basilaire, séparée du plan osseux par une lame de liquide, est moins exposée à être comprimée par la masse cérébrale.

Une remarque importante à faire, c'est que tous les nerfs encéphaliques baignent dans le liquide jusqu'au moment où ils traversent les trous destinés à leur passage. Cette disposition est surtout bien caractéristique pour la cinquième paire. Le liquide accompagne le nerf acoustique et le facial jusqu'au fond du trou auditif interne, où peut-être il communique par imbibition avec le vestibule.

Les fosses temporales et orbitaires, la face inférieure des lobes antérieurs du cerveau, sont enveloppées par le liquide qui se mêle sur les côtés avec celui de la superficie des hémisphères.

Une couche épaisse de liquide occupe, sur la ligne médiane, le bord antérieur du mésocéphale jusqu'en avant des chiasma des nerfs optiques, et enveloppe la tige pituitaire dans toute sa longueur. Les nerfs olfactifs sont également plongés dans le liquide jusqu'à ce qu'ils s'engagent dans les trous de la lame criblée.

Il existe donc dans le crâne, entre la pie-mère et le feuillet arachnoïdien, une couche de liquide d'une épaisseur inégale, destinée à occuper tous les vides et toutes les lacunes que laisserait la substance nerveuse. J'appelle *confluents* les points où ce liquide s'offre en plus grande abondance. Il y en a cinq principaux :

Le premier, le plus considérable de tous, est situé au-dessous et en arrière du cervelet, au niveau du *calamus scriptorius*.

Le deuxième est compris entre la glande pinéale, les tubercules quadrijumeaux, le cervelet et le corps calleux.

Le troisième se voit au devant du pont de Varole, entre les pédoncules cérébraux.

Le quatrième se rencontre au-dessus du chiasma des nerfs optiques, et au-dessous du plancher du quatrième ventricule.

Le cinquième, si toutefois il mérite le nom de confluent, est pair. Il répond à la petite masse liquide qui, au-devant du sommet du rocher, baigne à droite et à gauche le ganglion de la cinquième paire.

Voilà pour la distribution du liquide céphalo-rachidien à la surface de la moelle et de l'encéphale; mais ce n'est pas tout : il nous faut maintenant déterminer par quel point précis ce liquide pénètre dans les ventricules. Puisque ces cavités communiquent librement les unes avec les autres, si nous trouvons une ouverture par laquelle le liquide s'introduit librement dans l'une d'elles, nous saurons aussitôt comment il peut et doit les remplir toutes.

Et d'abord personne, que je sache, ne s'aviserait de révoquer en doute la présence d'un liquide dans les ventricules cérébraux. Il ne se passe pas d'autopsie sans qu'on en signale une quantité plus ou moins considérable, depuis une ou deux cuillerées jusqu'à plusieurs onces. Le seul point en question, c'est donc de savoir quel est l'orifice de communication entre le liquide de l'extérieur et le liquide de l'intérieur de l'encéphale.

Si on écarte en le soulevant le bulbe rachidien du cervelet, on voit, sur la ligne médiane, au niveau du bec de la plume, une excavation anguleuse qui termine le quatrième ventricule. J'ai nommé cette ouverture *entrée des ventricules*, à cause de ses usages. Elle est limitée en avant par la base du calamus, en arrière par l'éminence vermiforme inférieure du cervelet, sur les côtés par les plexus choroïdes de cet organe et par la valvule de Tarin. Excepté dans quelques cas pathologiques que j'ai signalés, cette ouverture est constante.

Sa forme et ses dimensions sont variables chez les individus. Je l'ai vu assez large pour permettre l'introduction du doigt ; mais cette disposition coïncidait avec une abondance extrême de liquide. Le plus souvent l'ouverture représente une fente lozangique ou irrégulièrement circulaire, traversée par des filaments vasculaires de la membrane première qui unit le cervelet à la moelle allongée. Les artères cérébelleuses inférieures rétrécissent quelquefois le diamètre de cette ouverture.

Voici une planche qui représente une dilatation énorme de l'entrée des ventricules. Le dessin en a été fait sur un sujet mort hydrocéphale.

Cette autre planche vous offre une disposition opposée ; c'est l'oblitération complète de l'orifice de communication chez une femme aliénée que j'avais eue dans ma salle à la Salpétrière. Y a-t-il ici quelque rapprochement à établir entre les troubles de l'intelligence et cette circonstance anatomique ? Ce serait à examiner, et même la chose ne semble pas tout-à-fait impossible quand on pense aux désordres fonctionnels qui surviennent à la suite d'une modification dans les propriétés du liquide céphalo-rachidien. Or, dans le cas qui nous occupe, la quantité de liquide emprisonnée à l'intérieur du cerveau avait peut-être éprouvé quelque altération par suite de son défaut de renouvellement et de son isolement.

Voulons-nous maintenant suivre le liquide depuis son point de départ, l'entrée des ventricules, jusqu'à ce qu'il arrive aux ventricules latéraux au-delà desquels il ne peut aller, c'est fort aisé. Rappelez vous ce que nous vous avons dit à propos du procédé qu'il faut employer pour le recueillir; vous aurez la marche du liquide toute tracée, excepté qu'elle a lieu en sens inverse.

Ainsi le liquide entre d'abord dans le ventricule du cervelet, glisse sous la valvule de Vieussens qu'il soulève, puis s'engage dans l'aqueduc de Silvius. Cette expression d'*aqueduc* est fort remarquable par sa justesse, car elle désigne à merveille les fonctions du canal qui fait communiquer le quatrième avec le troisième ventricule. Quand on songe que cette dénomination remonte à plusieurs siècles, il faut bien admettre qu'anciennement on avait eu quelques notions sur la présence d'un liquide dans les cavités cérébrales, et sur quelque chose d'hydraulique dans les usages de ce conduit. Il n'y a pas, je le répète, de terme mieux choisi.

Le liquide sort de l'aqueduc de Silvius par l'*anus*; ici l'expression est moins heureuse; aujourd'hui on ne l'emploie presque plus. Cette ouverture n'est autre chose que l'orifice antérieur de l'aqueduc qui vient s'ouvrir au-dessous de la commissure postérieure dans le troisième ventricule. Reçu dans cette cavité, le liquide en presse les parois, et est en rapport supérieurement avec la voûte, et en avant avec la lame de substance grise qui ferme en ce point le ventricule. La commissure molle des nerfs optiques est jetée, comme une sorte de pont, dans l'épaisseur de la couche liquide.

Du troisième ventricule, le liquide passe de chaque côté dans les ventricules latéraux, en traversant l'ouverture placée derrière le pilier antérieur de la voûte, et connue généralement sous le nom de *trou de Monro*. C'est dans la grande cavité des lobes cérébraux que le liquide a été le plus fréquemment noté par les médecins, et cela s'explique si on songe à la largeur de ces cavités et à l'étroitesse de l'orifice par lequel le liquide aurait pu s'échapper.

Vous pouvez vérifier sur ce cerveau, injecté par le canal rachidien, avec de la gélatine, l'exactitude de ma description. L'entrée des ventricules est remplie de la même matière que celle qui enveloppe la superficie du cerveau et de la moelle. Le quatrième ventricule, le troisième et les ventricules latéraux sont également détendus par l'injection solidifiée; seulement comme les cavités encéphaliques n'ont pas été tout à fait débarrassées du liquide, on y aperçoit, concurremment avec la gélatine, quelques petites collections aqueuses. Ce sont les restes du liquide qui n'avait pu être évacué.

Maintenant que nous savons à quoi nous en tenir sur la manière dont le liquide se répand autour du système nerveux cérébro-spinal, et pénètre dans les cavités encéphaliques, indiquons avec précision le siége qu'il occupe.

S'il en était de l'arachnoïde comme des autres membranes séreuses, il n'y aurait aucune incertitude sur l'endroit où se trouve le liquide : ce serait dans la cavité même de la membrane, entre ses deux feuillets. Mais, par une disposition exceptionnelle, qu'aucun anatomiste n'avait signalée, le liquide est en dehors de l'arachnoïde. Afin de ne laisser subsister aucune objection relativement au siége du liquide, j'ai indiqué la préparation suivante qui me semble préférable à toute démonstration verbale.

On enléve avec précaution les lames des vertèbres ainsi que les parois latérales et supérieures du crâne. La dure-mère rachidienne et cérébrale se trouve ainsi mise à nu dans toute sa face postérieure. On fait ensuite une petite incision à l'extrémité inférieure du sac formé par les méninges, de manière à n'intéresser que la membrane fibreuse et le feuillet séreux qui la tapisse. Aussitôt on voit saillir à travers l'ouverture une tumeur transparente, fluctuante, contenue dans une enveloppe très mince. Cette tumeur, c'est le liquide qui sort par le point où la résistance est moindre; cette enveloppe, c'est le feuillet viscéral de l'arachnoïde qui s'oppose à l'écoulement du liquide. Faites attention que çà ne peut être que ce feuillet, puisque l'autre fait intimement corps avec la dure-mère, et qu'il a nécessairement été incisé en même temps que cette membrane. On pourrait en rester là, car cette seule expérience suffit pour montrer jusqu'à l'évidence que le liquide qui environne la moelle est placé autour de cet organe, dans le tissu circulaire sous-arachnoïde, et non dans la cavité même de l'arachnoïde. Mais afin de pousser encore plus loin les preuves, et de donner une idée juste de la disposition et des dimensions de la feuille séreuse qui revêt le liquide sous-jacent, j'achève ainsi la préparation.

Une petite ponction est faite à la hernie aqueuse de la dure-mère, et en laisse écouler le liquide; puis on insuffle à sa place, au moyen d'un tube, de l'air, autant que le canal peut en contenir. Après avoir appliqué une ligature au-dessus de la perforation qui vient d'être pratiquée aux méninges, on incise la dure-mère dans toute la longueur du rachis et du crâne, puis on la renverse à droite et à gauche afin de laisser voir le feuillet arachnoïdien distendu par l'air. Vous sentez avec quelle délicatesse il faut agir de peur de blesser l'arachnoïde. Cette membrane ainsi mise à découvert, il est de toute évidence que ses dimensions ne se mesurent pas sur le volume de l'encéphale et de la moelle, mais qu'elle est disposée de manière à contenir à la fois et l'organe cérébro-spinal et le liquide au milieu duquel il est plongé.

Ainsi le liquide est placé entre la pie-mère et l'arachnoïde, dans l'espace sous-arachnoïdien.

On a des idées tellement arrêtées sur les membranes séreuses depuis le mémorable traité de Bichat, que bon nombre d'anatomistes se refusent encore à admettre que tel soit le siége du liquide céphalo-rachidien. Je vous citerai à cet égard, comme un fait curieux, ce qui est arrivé à M. Tiedemann lors du dernier voyage qu'il fit à Paris. Il me pria de lui répéter diverses expériences et entre autres celles qui ont rapport à la place occupée par le liquide, ajoutant qu'il était impossible qu'il fût situé en dehors de l'arachnoïde, puisque cela serait en opposition avec les *lois* des membranes. Ce ne fut qu'après un certain nombre d'autopsies que ce savant professeur convint que réellement les choses étaient telles que je les avais annoncées. Il était si persuadé que le liquide était logé dans la cavité même de l'arachnoïde, que mes premières préparations, bien que concluantes, ne le convainquirent pas entièrement. Il supposait que peut-être le feuillet viscéral de l'arachnoïde avait été ouvert par mégarde, et qu'ainsi le liquide s'était introduit dans le tissu cellulaire sous-jácent. Cependant les preuves furent tellement manifestes, qu'il finit par se rendre à l'évidence.

Ainsi, messieurs, on ne peut trop se tenir en garde contre certaines idées philosophiques, basées sur ce qu'on appelle si ambitieusement les *lois* de l'organisme. Comme chaque membrane a ses usages et ses propriétés spéciales, on ne peut appliquer à tous ce qui n'est applicable qu'à plusieurs. Je ne connais rien de plus préjudiciable à la science que de vouloir généraliser quand même.

Nous terminerons cette leçon par une expérience sur laquelle nous reviendrons en détail dans notre prochaine réunion. Je veux seulement que vous emportiez aujourd'hui la preuve qu'il existe pendant la vie une certaine quantité de liquide dans le canal rachidien, et que ce liquide tend à s'échapper dès l'instant où il se trouve une issue.

(Sur un chien dont les muscles de la région postérieure du cou ont été préalablement enlevés, le professeur montre l'intervalle occipito-atloïdien mis à nú; puis, enfonçant dans la dure-mère la pointe acérée d'un petit bistouri, on voit s'échapper un liquide limpide qui sort par jets saccadés, mais qui s'arrête au bout de quelques secondes. A mesure que le liquide s'écoule, l'animal chancelle, puis il tombe dans un état d'hébêtement et d'immobilité. On rendra compte dans la prochaine séance de ce qu'il aura éprouvé. Le liquide se sera probablement reproduit, et la plaie des méninges cicatrisée).

CINQUIÈME LEÇON.

21 décembre 1838.

SOMMAIRE. Procédés pour l'extraction du liquide cérébro-spinal sur l'animal vivant.—Troubles produits par la soustraction du liquide.—Cas pathologiques d'absence du liquide. —Conséquences mécaniques de la présence du liquide.—Facilité avec laquelle le liquide se reproduit après avoir été soustrait.—Pression qu'exerce le liquide sur le cerveau et la moelle.—Le cerveau a deux mouvements. Leur mécanisme. —Rôle que joue le liquide dans les mouvements du cerveau. —Flux et reflux du liquide.—Du liquide chez les hydrocéphales.—Expérience sur la pression transmise au cerveau par le liquide.—Soustraction du liquide chez les hydrocéphales.—Influence du liquide sur le volume et la configuration du crâne.—Le liquide sert d'enveloppe protectrice au cerveau.—Forme sphérique du crâne chez les hydrocéphales.—Influence du liquide sur le volume et la configuration du cerveau.—Hydrocéphalie interne.—Hydrocéphalie externe.—Le liquide remplit tous les vides que l'encéphale laisse dans le crâne.—Le liquide est plus abondant chez les vieillards par suite de l'atrophie du cerveau.—Diminution du liquide dans les cas d'hypertrophie du cerveau.—Accidents résultant d'une trop grande quantité de liquide autour du système nerveux central.

MESSIEURS,

Nous avons terminé la séance dernière par une expérience qui a confirmé les faits que j'avais eu l'honneur de vous annoncer, et qui nous en fournit d'autres sur lesquels nous reviendrons dans un instant. Vous avez déjà eu preuve anatomique d'un intervalle considérable entre l'organe cérébro-spinal et son enveloppe osseuse : vous savez maintenant, par nos démonstrations physiologiques, que pendant la vie comme après la mort cet intervalle est rempli par un liquide. Le procédé pour le recueillir sur l'animal vivant est bien simple. Il faut diviser les muscles cervicaux postérieurs, en ayant soin de ne pas donner trop d'étendue à l'incision transversale, afin d'éviter les veines vertébrales dont la lésion fournirait une hémorrhagie souvent abondante qui gênerait l'opération. On arrive ainsi au ligament occipito-atloïdien postérieur. C'est le point du rachis où l'on peut le plus facilement atteindre la dure-mère. Le sang bien abstergé, de peur qu'il ne s'en mêle au liquide, il suffit de pratiquer une petite ponction à travers le ligament pour voir ce liquide s'élancer hors du canal.

La première fois que je fus témoin de ce phénomène, ce fut en faisant une expérience sur les racines antérieures et postérieures des nerfs du rachis. J'y fis d'abord peu d'attention, mais le même fait se reproduisant chaque fois que je répétais les mêmes tentatives, il me fallut bien reconnaître que ce que je n'avais pris que pour une exception, une sorte d'accident, tenait au contraire à une disposition constante et normale.

Les effets produits par la soustraction du liquide céphalo-rachidien ne sont pas toujours semblables. Ainsi j'ai vu quelquefois les animaux tomber dans un état d'exaltation nerveuse si violent, que j'ai pu croire qu'ils étaient enragés, et que j'ai pris des précautions en conséquence; cependant il n'en était rien : au bout de trois ou quatre jours ils revenaient à leur état habituel. Je ne me rappelle pas avoir vu depuis plusieurs années des effets semblables à ceux-là : le plus souvent les animaux éprouvent ce que vous avez remarqué sur le chien qui a fait l'objet de notre expérience, c'est-à-dire que leurs mouvements cessent d'être libres et assurés, qu'ils deviennent tristes, abattus, se couchent, et restent ployés dans une sorte d'engourdissement comateux. Cet état dure plusieurs heures, et ne disparaît qu'après la reproduction du liquide.

L'existence du liquide cérébro-spinal est liée d'une manière si intime avec les fonctions de l'encéphale, que son absence est le signe certain d'une disposition pathologique très grave. Voyez dans quelle circonstance le crâne ne présente à l'autopsie aucun intervalle entre la substance nerveuse et les méninges ? C'est quand il existe un état d'hypertrophie, ou que quelque accumulation sanguine, quelque tumeur accidentelle a fortement augmenté les dimensions du cerveau de manière que les circonvolutions et les anfractuosités n'offrent plus qu'une surface lisse et unie.

Est-il besoin même d'invoquer ici le témoignage des faits pathologiques? Supposez qu'un individu se trouve avoir un organe cérébro-spinal parfaitement sain, sans liquide qui le sépare des enveloppes membraneuses et osseuses : le simple battement des artères de la base du cerveau, transmis à la voûte crânienne, n'imprimerait-il pas sans cesse à la substance nerveuse un fâcheux ébranlement ? Et comment exécuter le moindre mouvement en avant ou en arrière, comment se pencher, se baisser, sans que la courbure du rachis ne comprime la moelle ?

Le peu d'adhérence de la dure-mère aux parois du canal vertébral permet à cette membrane des glissements fréquents, en harmonie avec les déplacements du liquide.

Un fait bien curieux c'est la facilité extrême avec laquelle le liquide se reproduit, et l'innocuité du contact de l'air sur le cerveau et la moelle après qu'il a pénétré par le rachis pour remplacer le liquide absent. Cet air doit séjourner quelque temps autour des organes jusqu'à ce qu'il soit résorbé et remplacé par le liquide de nouvelle formation. Les animaux, cependant, n'éprouvent en général aucun trouble après les premiers jours qui suivent l'expérience. Si celui qui nous a servi la dernière fois paraît aujourd'hui souffrant, cela tient à ce que la personne que j'avais chargée de mettre à découvert l'intervalle occipito-atloïdien avait fait une trop grande plaie qui a fourni beaucoup de sang et ne s'est pas réunie : aussi ne serais-je pas surpris que chez ce chien le liquide ne se fût pas reproduit, du moins avec ses qualités physiques, et qu'il y eût du pus autour du cerveau et de la moelle, peut-être même dans les ventricules encéphaliques. C'est ce que nous pourrons bientôt vérifier, si, comme je le suppose, l'animal succombe.

Les troubles qui succèdent immédiatement à l'évacuation du liquide céphalo-rachidien ne peuvent dépendre que de l'absence même du liquide, puisqu'ils disparaissent graduellement à mesure qu'une nouvelle exhalation vient occuper sa place. Et, sachez-le bien, ce liquide qu'on mentionne à peine dans nos ouvrages classiques n'est pas seulement destiné à occuper les places vides dans le crâne et le rachis ; il a un rôle plus important, celui d'exercer sur les masses nerveuses une pression continue et uniforme. La preuve en est aisée à donner.

Puisque le liquide s'élance du canal vertébral en formant un jet, il faut bien admettre qu'avant la ponction il y avait effort de ce même liquide pour sortir et résistance des membranes pour l'en empêcher. Le jet n'est que le produit de la cessation d'équilibre entre la résistance et l'effort. En vertu de la loi d'égalité de pression des liquides, vous vous expliquez à merveille une autre circonstance du phénomène. En effet, puisque le liquide cérébro-spinal est également pressé et presse également, dans toute l'étendue de son enveloppe osseuse, il ne cessera de couler que quand toutes les parties seront revenues à leurs limites d'élasticité. Aussi voyez-vous le jet se prolonger quelques instants, diminuer en même temps que la pression diminue, et cesser avec celle-ci. Ce n'est donc pas dans les premiers moments que l'air pénètre dans le rachis : il n'y entre que quand les membranes ont entièrement obéi à leur retrait élastique.

Quelle est la source mécanique de la pression que supporte et que transmet le liquide céphalo-rachidien ? Cette pression ne peut venir que du système vasculaire. Entrons dans quelques développements.

On sait depuis long-temps que le cerveau est agité de deux mouvements ; l'un est isochrone au pouls, et dépend du choc transmis à la masse cérébrale par le cercle artériel qui repose sur la base du crâne; l'autre, qui doit seul nous occuper ici, coïncide avec les mouvements respiratoires, et trouve son explication dans les expériences que nous avons faites dans un précédent semestre sur la circulation veineuse. Vous vous rappelez, en effet, qu'au moment de l'inspiration, le thorax attire, par un mécanisme semblable à celui du soufflet, l'air et le sang, celui-ci dans les capillaires sanguins, celui-là dans les ramifications bronchiques, et que les veines voisines de la poitrine se vident et s'affaissent. Dans l'expiration, les choses se passent tout autrement : en même temps que l'air est rejeté au dehors, le sang est refoulé dans ses vaisseaux, la circulation veineuse se ralentit, ou se suspend, ou enfin obéit à un mouvement de reflux. Cependant les artères continuent à verser le sang dans les capillaires, et de là dans les veines. Deux causes concourent ainsi à dilater les veines pendant l'expiration, puisque d'une part elles se vident moins librement, et que de l'autre elles reçoivent autant de sang.

Ces phénomènes sont très apparents chez l'homme à la jugulaire externe. Ils sont aussi réels, bien que moins manifestes, dans l'appareil veineux céphalo-rachidien que son voisinage du thorax soumet aux mêmes influences. Nous partirons donc de ce fait incontestable que les veines vertébrales et les veines encéphaliques doivent se gonfler et s'affaisser si leurs parois le permettent, suivant que le thorax se dilate ou se resserre. Il ne nous reste plus maintenant qu'à déterminer quelle part elles prennent à ces mouvements dans leurs localités respectives.

Les veines, ou mieux, pour nous servir des expressions usitées, les *sinus* du crâne et du rachis diffèrent essentiellement par les propriétés physiques de leurs parois. Tandis que les sinus crâniens ont des dimensions déterminées, une capacité à peu près invariable, ceux du rachis se prêtent sans obstacle à des changements de volume. Tension et rigidité, tel est le caractère des premiers ; élasticité et souplesse, tel est le caractère des seconds. Quelles seront les conséquences de ces dispositions physiques ? vous les soupçonnez déjà.

A l'instant de l'expiration les sinus du rachis se gonflent ; mais ne pouvant refouler le canal osseux sur lequel ils sont fixés, ils pressent la dure-mère, et tendent à la rapprocher de la moelle. Nous savons qu'entre la moelle et ses enveloppes une couche de liquide est interposée : toute pression exercée sur la dure-mère sera donc d'abord ressentie par cette couche. Que va devenir le liquide ainsi comprimé ? Il cherchera une issue dans les endroits où la résistance est moindre. La moelle, par la nature même de son tissu, ne peut céder, de sorte que le liquide trop à l'étroit dans le canal vertébral, remonte jusqu'à l'entrée du crâne. Pourra-t-il y pénétrer ? Rien ne l'en empêche. Les sinus crâniens n'ont pas augmenté de volume, car leurs parois ont opposé une barrière puissante à la force de pression du sang veineux, et elles se sont à peine laissé distendre. Le liquide encéphalique serait par conséquent moins comprimé que le liquide rachidien, ce qui ne peut être d'après les lois hydrodynamiques : il faut alors, pour que l'équilibre se rétablisse, que le trop plein du canal vertébral passe dans le crâne. C'est effectivement ce qui arrive. Une partie du liquide chassé du rachis pénètre dans les ventricules cérébraux par l'entrée qui est libre ; l'autre s'introduit dans le tissu cellulaire sous-arachnoïdien, et se distribue également à toute la superficie de l'encéphale.

Le moment de l'expiration arrive. Les sinus rachidiens se vident et s'affaissent, ceux du crâne changent très peu de volume. Ce sera encore le liquide qui remplira les espaces vides. Toujours en vertu de la loi d'égalité de pression, il retournera au rachis en suivant en sens inverse la route qu'il avait parcourue à l'instant de l'inspiration, pour entrer dans le crâne.

Ces flux et reflux du liquide sont très marqués quand les parois du crâne et du rachis sont enlevées : ils doivent l'être moins quand la boîte osseuse intacte supporte, sans les transmettre à l'organe cérébro-spinal, le poids de l'atmosphère.

Ainsi à l'opposé du liquide de l'œil, du labyrinthe et d'autres organes, le liquide céphalo-rachidien au lieu d'être immobile, est sans cesse agité de mouvements de flux et de reflux, soit qu'il passe du rachis dans le crâne, soit qu'il sorte du crâne pour rentrer dans le rachis.

Il y a fort long-temps que les médecins avaient reconnu que chez les enfants hydrocéphales, la tension de la tête augmente quand ils font des efforts ou poussent des cris. Lors même qu'ils sont calmes, on voit à chaque mouvement respiratoire les dimensions du crâne subir de légères modifications par suite de la quantité variable de liquide qui presse sur les cavités et les enveloppes cérébrales. Vous avez maintenant la théorie de ces phénomènes.

C'est surtout dans la maladie appelée *Épine fendue* ou *spina bifida* (car il semble qu'on est plus savant quand on se sert de mots étrangers à sa langue), qu'on peut s'assurer de l'influence exercée par la respiration sur le liquide céphalo-rachidien. Par suite de l'écartement des lames des vertèbres, les membranes méningiennes pressées sans cesse par le liquide, se laissent refouler vers la peau qu'elles amincissent, à peu près comme le font les tumeurs anévrysmales, et apparaissent au dehors sous la forme d'un sac, réduit quelquefois au seul épiderme. Ce sac est rempli par le liquide. Il se montre le plus ordinairement à la région lombaire, endroit où le liquide est le plus abondant. Ses parois ont souvent la transparence d'une boule de cristal ; cependant il peut se faire que le liquide intérieur se trouble et devienne opaque par le contact de l'air, ainsi que j'en ai eu dernièrement un exemple chez un jeune enfant. Quoi qu'il en soit, cette maladie est extrêmement curieuse pour nous physiologistes, en ce qu'elle nous permet d'éclaircir sur l'homme lui-même quelques particularités relatives au liquide céphalo-rachidien.

Ainsi le sac se gonfle pendant l'expiration ; il

s'affaisse au contraire à chaque inspiration. C'est littéralement ce que nous voyons sur l'animal vivant, quand on a mis à nu l'enveloppe membraneuse de la moelle.

Comprimez la tumeur avec une main pendant que l'autre est placée sur la fontanelle supérieure, vous sentez distinctement le cerveau se distendre à mesure que le sac se vide.

Si vous comprimez un peu davantage, les fonctions du système nerveux se troublent, l'enfant tombe dans la somnolence, le coma ; il éprouve en un mot tous les accidents que vous développez artificiellement chez l'animal vivant, en augmentant le volume du liquide qui enveloppe l'organe cérébro-spinal. En appuyant sur les parois abdominales, le même effet est obtenu par suite du refoulement du sang veineux dans les vaisseaux du rachis et de la dilatation des sinus ; ceux-ci, comme nous l'avons vu, pressent le liquide et l'accumulent dans le crâne.

La ponction du sac chez l'enfant détermine les mêmes phénomènes que l'évacuation du liquide chez l'animal, c'est-à-dire qu'il survient de la faiblesse, des syncopes, l'anéantissement des forces musculaires ; c'est même un fait fort curieux que cette conformité d'accidents dans le cas où le liquide presse trop ou ne presse pas assez l'organe encéphalique. Ne serait-ce pas aussi à la diminution spontanée de la pression que supporte le système nerveux central, qu'il faut attribuer ces défaillances si fréquentes à la suite de la paracenthèse dans l'hydropisie abdominale ?

Vous voyez, messieurs, combien de connaissances pratiques se rattachent à l'étude du liquide céphalo-rachidien. Si on ignore jusqu'à son existence, on est exposé à se méprendre sur le caractère d'une foule de phénomènes qu'on observe à l'état de santé comme dans les maladies. Le simple fait de la pression exercée par le liquide nous a déjà donné la clé de plusieurs circonstances physiologiques, et pourtant nous n'avons encore fait que l'indiquer à peine.

Puisque le liquide cérébro-spinal distend les méninges, il doit exercer et il exerce réellement une grande influence sur le volume et la configuration de la tête. Ainsi chez les fœtus, les points les plus faibles cédant davantage à l'effort centrifuge du liquide, deviennent les plus saillants, les plus résistants, forment les dépressions. C'est surtout dans les premiers temps de la vie intra-utérine, alors que la substance cérébrale n'existe pas, qu'on voit manifestement, que la dure-mère, distendue par le liquide, sert de moule aux parois crâniennes. A cette époque le cerveau n'entre pour rien dans la forme intérieure du crâne. Mais peu à peu la quantité de liquide diminue, par suite de l'accroissement de la substance cérébrale, et bientôt cette substance est en contact avec la membrane séreuse qui l'entoure. Le crâne sera-t-il alors l'image fidèle de la superficie du cerveau? Non, car ce contact n'est pas immédiat, et vous trouverez à peu près constamment une couche de liquide, mince au niveau des circonvolutions, plus profonde dans le sillon des anfractuosités, qui régularise la surface cérébrale, et l'empêche d'appuyer sur ses parois osseuses. Les points où l'encéphale et le crâne se correspondent le plus intimement sont la partie antérieure de la moelle, et la face inférieure du cerveau et du cervelet. Quant aux faces latérales et supérieures des hémisphères cérébraux, elles sont toujours distantes plus ou moins de la boîte osseuse par le liquide, et par conséquent elles ne figurent pas à sa face interne une fidèle empreinte.

Il en est du liquide cérébro-spinal comme de la liqueur amniotique, des méninges comme des enveloppes de l'œuf. L'organe nerveux central est garanti et protégé dans la cavité du crâne, comme le fœtus dans la cavité utérine.

Si quelque partie du cerveau manque à se développer, la place qui lui était destinée reste occupée par le liquide, et la tête ne perd rien de la régularité de sa conformation.

Le volume du crâne indique souvent bien moins le volume de l'encéphale qu'il n'indique la quantité du liquide céphalo-rachidien. Vous verrez de ces enfants à front large, saillant, dont on admire les belles proportions de la tête : on se plaît à leur trouver une intelligence supérieure à leur âge, en harmonie avec leur cerveau que l'on croit très développé. Méfiez-vous de ces apparences mensongères : ces enfants sont peut-être des hydrocéphales. Leur cerveau n'a point suivi le développement du crâne; aussi pourrait-on avec plus de justesse leur appliquer le mot du renard de la fable : *cerebrum non habet*.

Cette augmentation anormale du volume de la tête

peut dépendre de deux causes principales : ou bien les parois crâniennes ont moins de résistance que d'ordinaire, ou bien le liquide exerce une pression supérieure à celle qui doit lui appartenir. Ces deux causes peuvent encore exister simultanément.

La forme sphérique de la tête des hydrocéphales indique bien évidemment qu'elle est due à l'effort dilatant du liquide, qui presse également sur tous les points des parois crâniennes. Supposez une poche en caoutchouc, et poussez dans sa cavité assez d'eau pour mettre en jeu l'élasticité de son tissu ; elle cède d'abord dans les points les plus minces, mais bientôt les points les plus épais obéissent à l'expansion générale, et alors elle ne forme plus qu'une sphère à peu près régulière. Le mécanisme est le même pour le crâne de l'hydrocéphale. Lorsque le liquide est encore peu abondant, ce sont les fontanelles, les symphyses, qui deviennent saillantes les premières, parce que leur résistance est moindre : mais si la pression continue et augmente, la totalité de la tête obéit à la force expansive du liquide, et se rapproche de la forme sphérique.

C'est donc moins au cerveau qu'au liquide que sont dus dans ce cas le volume et la configuration du crâne.

Puisque le liquide presse sur les parois vertébrales et crâniennes, il est mécaniquement nécessaire que la pression s'exerce avec une égale force sur la substance nerveuse elle-même. Comme conséquence de ce fait, nous allons voir le cerveau modifié pareillement dans sa forme par le liquide.

Toute la masse cérébrale se trouvant placée entre deux forces comprimantes, l'une extérieure, l'autre intérieure, si le liquide augmente notablement de volume, vous observerez des effets différents suivant que cet accroissement a lieu dans les cavités ventriculaires ou à la superficie de l'encéphale. Dans ces deux cas le cerveau subit des modifications qu'il importe de connaître.

L'hydrocéphalie *interne*, qui est beaucoup plus fréquente que l'*externe*, reconnaît comme caractères anatomiques l'accumulation du liquide dans les cavités encéphaliques qui sont distendues outre mesure, avec déchirure ou même destruction du septum lucidum. Il n'est pas rare alors de voir le cerveau transformé en un véritable sac, dont les parois ne sont autre chose que la matière cérébrale distendue, amincie, déformée. Les circonvolutions pressées par le liquide contre les os du crâne, s'aplatissent et s'effacent. Quelques unes se *déplissent*, comme dit l'école de Gall, et forment une sorte d'appendice surajouté aux cavités centrales. Il en est donc du cerveau, dans ce cas, comme dans les premiers moments de l'existence : c'est une vaste poche à parois minces, à surface unie.

Dans l'hydrocéphalie interne, il n'est pas rare de voir l'entrée des ventricules fermée par une membrane qui ne permet point de libre communication entre les cavités encéphaliques et l'espace sous-arachnoïdien. Quelquefois cependant l'ouverture est largement dilatée.

L'hydrocéphalie externe s'observe moins souvent. Elle est caractérisée par une collection abondante de liquide à la superficie de l'encéphale, sans dilatation des ventricules, qui même paraissent affaissés sous le poids de la pression que le liquide exerce. Le cerveau est petit, ramassé sur lui-même, bien que les dimensions du crâne soient considérables. La tête tend alors à prendre une forme sphérique. Quand on enlève les parois crâniennes, et qu'on incise avec précaution la dure-mère, le feuillet libre de l'arachnoïde se présente soulevé par une couche liquide qui le tient distant à plusieurs lignes de la surface cérébrale. Quelle erreur, si on eût voulu juger de l'état du cerveau par l'inspection du crâne!

Indépendamment de ces dispositions congéniales, il en est d'autres qui sont le produit des maladies ou de l'âge. La nutrition du cerveau est soumise, comme celle des autres organes, aux alternatives d'accroissement et de diminution qui font sans cesse varier la quantité du liquide cérébro-spinal.

Chez les *phthisiques* (et ce mot exprime avec une effrayante vérité l'épuisement de tout l'organisme), l'encéphale a pris part à l'émaciation générale, et est loin d'avoir le volume nécessaire pour remplir la totalité du crâne. Ouvrez la tête avec les précautions que je vous ai recommandées. Vous verrez qu'entre le cerveau et la dure-mère existe un intervalle de plusieurs lignes, rempli de liquide, et que la pulpe nerveuse est décolorée comme par l'effet d'une longue macération. Vous pourrez recueillir jusqu'à trois onces de liquide dans le canal céphalo-rachidien.

Chez les personnes qui ont succombé à cet état qu'on appelle la *paralysie des aliénés*, le liquide s'accumule en quantité considérable, et peut-être est-ce à son abondance qu'il faut attribuer l'extinction successive de toutes les facultés intellectuelles, et l'affaiblissement de tous les actes qui appartiennent à la vitalité. Ainsi ces malheureux ne peuvent parler, se mouvoir, exprimer leurs besoins, témoigner leurs souffrances, se mettre en relation avec leurs semblables. Sans désirs comme sans regrets, sans affections, leur existence toute matérielle les rapproche de la condition de la brute. Ce cerveau qui ne pouvait plus servir à la pensée, vous le trouvez à l'autopsie réduit à la moitié de son poids ordinaire, enveloppé dans une couche épaisse de liquide. Notez que les phénomènes propres à la paralysie des aliénés peuvent se développer spontanément sans qu'il y ait eu autrefois le moindre dérangement dans les fonctions de l'intelligence. J'ai dans mes salles une femme qui en offre tous les caractères. Elle a cet embarras de la langue, ce tremblement de la voix, ce petit traînement de pied qui sont, pour un œil exercé, des signes de diagnostic infaillibles. Vous pouvez être sûrs que les malades qui présentent de semblables phénomènes, surtout à un haut degré, ont dans la cavité céphalo-rachidienne plus de liquide qu'il ne convient pour le libre exercice des facultés cérébrales.

Ne croyez pas que l'examen anatomique vous montrera quelque particularité dans le cerveau de l'aliéné paralytique, qui vous permettra de le différencier de celui qui appartient à l'individu sain ? Ce serait une erreur. Vous trouverez seulement comme cause de paralysie, une quantité plus considérable de liquide: quant à l'aliénation elle-même, comment lui reconnaîtriez-vous comme point de départ une altération physique de la substance nerveuse, puisque souvent les aliénés, atteints de maladies aiguës, recouvrent quelques heures avant de mourir la liberté et l'intégrité de leur raison? Une modification matérielle du cerveau ne pourrait ainsi s'évanouir.

Dans la vieillesse, vers 70 et 80 ans, le cerveau et le cervelet s'atrophient, les circonvolutions se flétrissent et se renversent, de sorte que les anfractuosités acquièrent une notable profondeur. Il devra donc se former un vide entre la surface de ces organes et les parois du crâne; cependant l'observation montre qu'il n'en est pas ainsi. L'espace de la cavité crânienne qui n'est point occupé par l'encéphale, l'est par le liquide qui s'enfonce également dans l'intervalle des circonvolutions. Cette remarque avait déjà été faite par le célèbre Cotugno, et j'ai eu maintes fois l'occasion d'en vérifier la justesse à une époque où ni moi ni les autres médecins ne connaissions le travail du physiologiste italien. L'état particulier que l'on connaît sous le nom de *démence sénile* présente cette disposition dans toute son évidence et même son exagération. Plus le vieillard est maigre, plus l'espace intra-crânien que remplit le liquide est considérable : il offre quelquefois plus d'un pouce d'épaisseur.

Ainsi le cerveau, comme les viscères contenus dans la poitrine et le bas-ventre, peut diminuer de volume; mais la nature a dû se servir d'un artifice tout particulier pour que cet organe soit toujours dans des rapports déterminés de pression avec la boîte crânienne. Il ne pouvait en être de l'encéphale renfermé dans une cavité à parois inflexibles comme des autres viscères, puisque ceux-ci, par l'effet de la pression atmosphérique, entraînent avec eux les parois molles et flexibles de leurs cavités respectives. Le liquide vient occuper l'espace abandonné par le cerveau, car il ne doit exister de vide nulle part, et le crâne n'a pu suivre en s'affaissant le retrait du tissu cérébral.

Il est impossible que ces faits aient échappé aux anatomistes habitués à faire des ouvertures de cadavres. Ne sait-on pas que souvent la tête rend un son creux quand on enlève la voûte du crâne avec le marteau ? C'est que déjà une partie du liquide s'est imbibée dans les tissus voisins, ce qu'on reconnaît facilement aux plis nombreux que forme la dure-mère mise à découvert. Il est évident que cette membrane était tendue davantage et que son état de laxité est une conséquence physique de la diminution du volume du liquide. Si jusqu'à nos recherches on avait négligé cette disposition, c'est que, dans l'impossibilité de l'expliquer, on aimait mieux la passer sous silence.

Le cerveau augmente-t-il au contraire de volume, le liquide diminue en proportion. On a noté la sécheresse, l'aridité des méninges, dans les cas d'hypertrophie cérébrale qu'on a eu l'occasion d'observer, et cela se conçoit, puisque la masse nerveuse remplissant la totalité du crâne refoule le liquide vers le rachis et le fait se résorber. Vous serez frappé, quand vous ferez des expériences, de la facilité prodigieuse avec laquelle le liquide cérébro-spinal est exhalé ou absorbé, suivant les conditions physiques où vous le placez.

Parmi les signes précurseurs des congestions et des hémorrhagies cérébrales on a signalé les étourdissements, les bourdonnements d'oreilles, les tendances à l'assoupissement. Souvent dans ces cas la saignée a procuré de bons résultats. Il serait possible qu'en diminuant ainsi le volume du sang, on agît en même temps sur le liquide céphalo-rachidien, en activant l'absorption veineuse, et je ne serais pas surpris que quelquefois les troubles cérébraux dépendissent autant de la compression exercée sur le cerveau par le liquide, que de l'abondance du sang qui y afflue. Les personnes à *constitution apoplectique* ont de l'embonpoint; par conséquent leur cerveau naturellement volumineux n'est séparé des parois crâniennes que par une couche très-mince de liquide. Que la circulation cérébrale, devenue spontanément plus active, augmente encore le volume de l'organe, le liquide pressé dans l'espace sous-arachnoïdien transmettra à la pulpe nerveuse l'effort que lui oppose le crâne. Des accidents se déclarent : vous saignez; en d'autres termes, vous empêchez autant de sang d'arriver au cerveau et vous facilitez l'absorption de la partie surabondante du liquide céphalo-rachidien. Débarrassé de ces deux causes physiques, le cerveau reprendra bientôt ses fonctions qu'une augmentation de pression avait momentanément troublées ou suspendues.

Ce qui fait le danger des accroissements spontanés de volumes auxquelles l'encéphale est exposé, quelle qu'en soit d'ailleurs la cause, c'est l'obstacle que les parois du crâne opposent à l'expansion de son tissu. Aussi la nature a-t-elle mis un intervalle entre cet organe et son enveloppe osseuse, pour qu'il pût sans inconvénients subir quelques variations de volume.

Je vous en ai dit assez pour vous montrer quelles relations physiques existent entre l'organe cérébro-spinal et le liquide qui l'enveloppe. C'est à vous maintenant à en faire d'utiles applications. J'aurai encore quelque chose à ajouter pour compléter l'histoire de ce liquide ; j'espère la terminer entièrement dans la prochaine séance.

SIXIÈME LEÇON.

26 décembre 1838.

SOMMAIRE. Appréciation en millimètres du degré de pression du liquide céphalo-rachidien.—État du liquide dans les cas d'hémorrhagie cérébrale.—Mélange du liquide et du sang hémorrhagié.—Mécanisme de la formation de ce mélange.—Influence de la pesanteur sur le liquide contenu dans le rachis.—Pus mélangé au liquide.—Nature du liquide.—Opinion de Bichat sur l'arachnoïde intra-venticulaire.—Bichat créait un canal de toutes pièces.—Préparation de M. James, pour démontrer le siége précis du liquide.—Analyse du liquide par M. Lassaigne, par M. Haldat, par M. Couerbe. — Le cerveau contient une proportion d'eau énorme. — Ramollissement du cerveau.—Degré de température du liquide.—Autopsie du chien qui a servi aux expériences de l'avant-dernière leçon.—Myélite. — Appareil sécréteur du liquide.—Transsudation du liquide visible à la surface de la pie-mère et du tissu cérébral.—Les plexus choroïdes concourent peu ou point à la sécrétion du liquide.—Examen comparatif du liquide ventriculaire et du liquide sous-arachnoïdien.—Expérience sur les mouvements de flux et de reflux du liquide.

MESSIEURS,

Puisque la pression que supporte et que transmet le liquide cérébro-spinal ne peut diminuer ni s'accroître sans qu'il en résulte un trouble notable dans les fonctions du système nerveux, il serait du plus haut intérêt de connaître les limites de cette pression en deçà et au-delà desquelles le cerveau ne conserve plus son jeu physiologique. Nous n'avons à cet égard que des évaluations approximatives. Peut-être avec l'hémodynamomètre de M. Poiseuille pourrons-nous arriver à mesurer en millimètres cette pression et à en établir le chiffre exact. Je me propose de l'essayer. Comme je n'ai jamais fait cette expérience, voici la manière dont je conçois qu'on puisse l'exécuter, sauf toutefois à la modifier selon ce que l'essai manuel nous apprendrait.

On adapterait à la cavité sous-arachnoïdienne, derrière l'occiput, l'ajutage de l'instrument; puis ouvrant le robinet, on verrait à quelle hauteur s'élève la colonne de mercure dans le tube vertical qui est gradué. Chaque oscillation de la colonne indiquerait le degré de pression du liquide céphalo-rachidien. Il faudra tenir nécessairement compte de la quantité de liquide qui s'écoule au moment de l'ouverture pratiquée aux méninges ; aussi la pression que l'instrument indiquera sera inférieure à celle que supporte l'enveloppe membraneuse de la moelle. J'ignore si nous réussirons, mais l'expérience, bien que délicate, ne me paraît pas impossible.

Je vous ai déjà indiqué plusieurs des conséquences mécaniques qui résultent, dans la pathologie du système nerveux central, des communications libres du liquide du crâne et de celui du canal vertébral. Quelques mots encore sur cette question aussi neuve que grave.

Quand une hémorrhagie se fait dans l'épaisseur

même de la substance cérébrale, sans déchirure qui la fasse communiquer avec l'intérieur ou l'extérieur des hémisphères, le liquide céphalo-rachidien conserve sa transparence et sa limpidité. Si l'épanchement est abondant et siége dans le voisinage d'un des ventricules latéraux, l'endroit qu'occupe le sang se dilate aux dépens de la cavité cérébrale correspondante. Le liquide est refoulé dans le ventricule opposé, et son accumulation spontanée à l'intérieur de l'hémisphère sain, peut développer des symptômes de compression qui simulent une véritable hémiplégie. Ainsi se trouveraient expliqués quelques cas singuliers d'apoplexie, où la paralysie siégeait du même côté que la lésion cérébrale.

La communication libre et les déplacements multipliés d'une localité dans l'autre, du liquide que contiennent les ventricules et l'espace sous-arachnoïdien, doivent faire supposer que le sang des hémorrhagies se mêle au liquide cérébro-spinal, dès l'instant où ce sang ne reste plus logé dans l'épaisseur de la pulpe encéphalique, et fait éruption au dehors. L'observation confirme cette déduction physiologique. Tous les médecins qui se sont occupé d'autopsie ont noté, dans certaines circonstances, la couleur rougeâtre, sanguinolente du liquide contenu dans le crâne. Mais ils ignoraient le véritable mécanisme qui produisait cette coloration. Voici ce que m'ont appris de nombreuses ouvertures de cadavres faites par mon procédé.

Le sang a-t-il pénétré dans la cavité même

d'un ventricule latéral par rupture ou par simple exhalation des vaisseaux qui rampent dans les parois de cette cavité ? il se mêle au liquide qui s'y trouve normalement. Bientôt ce mélange de liquide et de sang, agité par les mouvements de flux et de reflux qu'amène la respiration, s'étend de proche en proche au ventricule moyen et au ventricule latéral opposé, arrive dans l'aqueduc, sort par *l'entrée des cavités cérébrales*, et là, obéissant à son poids qui est supérieur à celui du liquide pur, il tombe dans le rachis dont il gagne en un instant la partie la plus déclive. Mais nous savons que la couche liquide qui environne les hémisphères et toute la masse encéphalique est sans cesse renouvelée par suite de l'expansion et du resserrement du cerveau ; aussi chaque mouvement respiratoire déplacera quelque portion de cette couche pour la remplacer successivement par le liquide que nous avons vu être mêlé au sang hémorrhagié.

Le malade est-il mort quelques instants seulement après l'*apoplexie foudroyante* qui l'a frappé ? le liquide cérébro-spinal pourra conserver encore une partie de sa transparence, car le sang n'aura pas eu le temps de se répandre dans tout l'espace sous-arachnoïdien. Il n'est pas rare qu'il en soit empêché pendant quelques instants par un caillot sanguin qui s'est arrêté dans l'aqueduc et a intercepté momentanément la communication du liquide de l'intérieur et de l'extérieur. Quand au contraire il s'est écoulé plusieurs heures et, à plus forte raison, plusieurs jours, depuis l'attaque et la mort, on trouve constamment le liquide céphalo-rachidien teint de sang dans tous les points où il se montre. Il n'est pas même impossible de diagnostiquer la marche de ces mélanges tout mécaniques. J'ai plus d'une fois prédit, par les progrès de la paralysie et les troubles croissants des grands appareils, qu'on trouverait du sang dans toute la cavité du crâne et du rachis : l'autopsie venait ensuite confirmer mes prévisions.

Quelquefois vous trouvez le liquide coloré fortement par le sang, et cependant il n'y a point de foyer ni de déchirure dans les ventricules. D'où vient ce sang? comment s'est-il mêlé avec le liquide?

Examinez avec soin la surface des hémisphères ou des autres parties nerveuses, vous apercevrez sur une circonvolution ou dans la rainure d'une anfractuosité, la source qui a fourni le sang. Ce sera quelque vaisseau déchiré, l'orifice de quelque foyer apoplectique, le ramollissement d'un peu de matière cérébrale qui se sera dissoute dans le liquide. Il n'en faut pas davantage pour altérer la limpidité de tout le liquide céphalo-rachidien, par un mécanisme de distribution trop simple à saisir pour que je doive y insister de nouveau.

Enfin, si la moelle épinière est le point de départ du sang ou de toute autre substance susceptible de se mêler au liquide, vous retrouverez dans le crâne et le cerveau le même mélange que dans le rachis. Cependant plusieurs circonstances peuvent retarder l'accomplissement de ces phénomènes purement physiques.

Ainsi ce sera vers le sacrum que le produit accidentel, obéissant à son poids, se dirigera d'abord.

Il pourra même séjourner quelque temps en ce point sans remonter à l'extrémité céphalique de la moelle.

Si la matière épanchée est du pus, son ascension dans le canal vertébral éprouvera de nouvelles difficultés. En raison de sa consistance et de sa viscosité, ce pus adhérera à la pie-mère rachidienne qu'il enlacera comme une sorte de gelée tremblante, et ce n'est qu'après une longue macération que, dissout par le liquide, il arrivera jusqu'au cerveau. Comme ce sont les portions supérieures de la moelle qui sont en relation avec le crâne, il faut toujours un certain temps pour que les exhalations morbides de l'épine pénètrent de bas en haut à l'intérieur des ventricules. Toutefois vous finirez par les y rencontrer, ainsi que j'en ai eu nombre d'exemples.

Il ne peut donc rester le moindre doute sur le passage du liquide céphalo-rachidien, soit naturel, soit vicié par quelque matière étrangère, de l'intérieur du crâne et du cerveau dans le canal vertébral. Comment expliquer autrement que par des flux et reflux continuels la décoloration du caillot sanguin contenu dans les ventricules, alors que l'hémorrhagie a fait éruption dans les cavités cérébrales ? On conçoit au contraire à merveille que le liquide venant sans cesse baigner la surface de ce caillot, enlève peu à peu sa matière colorante jusqu'à ce qu'il soit réduit à son canevas fibrineux.

Je ne puis entrer dans les développements que comportent des faits aussi pratiques que ceux-là : le temps ne me le permet pas, car nous avons d'autres points à aborder. Arrivons donc aux propriétés chimiques et physiques du liquide.

Une première question se présente : De quelle nature est le liquide céphalo-rachidien ? S'il était contenu dans la cavité propre de l'arachnoïde, il n'y aurait matière à aucun doute ; ce serait une simple sérosité, analogue à celle qu'on rencontre dans le péricarde, la plèvre et les autres membranes séreuses. Ainsi le pensait Cotugno ; ainsi le pensaient les médecins du siècle dernier et du nôtre, qui, d'ailleurs, ne regardaient ce liquide, quand ils le rencontraient, que comme le produit d'une exhalation morbide à l'intérieur des ventricules et de la cavité arachnoïdienne. Cette erreur anatomique a surtout été sanctionnée et en quelque sorte popularisée par un homme dont j'honore la mémoire et dont, aujourd'hui encore, l'autorité n'est pas sans force.

Entraîné par ses facultés brillantes de tout généraliser, Bichat ne pouvait comprendre comment les ventricules n'auraient point été tapissés par une membrane séreuse, chargée de sécréter la sérosité cérébrale. Aussi a-t-il imaginé une ouverture qu'il place au-dessous du bord postérieur du corps calleux, laquelle aboutirait dans le ventricule moyen au-dessus de la glande pinéale. C'est par là que s'introduirait l'arachnoïde en même temps que la pie-mère, de sorte que la continuité de la séreuse, à l'intérieur et à l'extérieur du cerveau, ne serait nulle part interrompue. J'ai fait voir depuis long-temps que ce prétendu canal n'était qu'une illusion, et qu'on le faisait de toutes pièces en suivant la préparation indiquée par Bichat.

Comment en effet ce physiologiste en démontre-t-il l'existence? Il veut qu'on écarte doucement en arrière chaque hémisphère, et qu'on fasse pénétrer un stylet crénelé sous les veines de Galien, en ayant soin de le pousser avec précaution en avant jusqu'à ce qu'on soit arrivé dans le ventricule. Quelquefois, ajoute-t-il, on éprouve de la résistance. Alors il faut faire tourner tout autour le stylet pour dégager les adhérences et rendre l'ouverture sensible.

Sans doute vous obtiendrez par ce moyen un canal, mais, entendons-nous, un canal artificiel, dont vous aurez fait tous les frais.

Cependant Bichat, en homme d'honneur et de conscience qu'il était (je voudrais pouvoir dire la même chose de tous les anatomistes), Bichat se fait plusieurs objections, et entre autres celle-ci : comment les épanchements aqueux des ventricules ne se répandent-ils pas dans la cavité de l'arachnoïde, puisque cette membrane s'engage par l'ouverture indiquée? Il est obligé de supposer que le liquide, en distendant les ventricules, ferme l'orifice interne du canal. Mais c'est là une mauvaise raison. Bien loin de fermer cet orifice, le liquide devrait l'agrandir circulairement, puisqu'il presse ses parois dans tous les sens.

Vous comprenez très bien maintenant comment Bichat, dominé par ses idées préconçues, s'est laissé abuser, et a cru voir une disposition normale dans ce qu'il venait de fabriquer lui-même à son insu. Et d'ailleurs si le canal existait réellement, ce que je nie, il ne pourrait faire communiquer la sérosité ventriculaire avec celle de la grande cavité de l'arachnoïde, puisque nous avons vu de la manière la plus positive que le liquide cérébro-spinal occupe l'espace sous-arachnoïdien.

Il n'existe donc de canal véritable que celui que j'ai indiqué au niveau du calamus, et pour le rendre visible il suffit de soulever légèrement le cervelet. A ceux qui pousseraient l'incrédulité jusqu'à supposer que peut-être ce simple déplacement a déchiré quelques brides filamenteuses qui bouchaient l'orifice, nous répondrions par cette préparation que le hasard a fournie ce matin à M. James, le rédacteur de ces leçons.

M. James avait mis sur sa fenêtre, en dehors de sa chambre, le cerceau d'un vieillard mort avec des signes d'affaiblissement de l'intelligence. Au bout de vingt-quatre heures, quand il a voulu l'étudier, ce cerveau était gelé. Curieux alors de constater le diamètre des cavités cérébrales, M. James a incisé l'hémisphère couche par couche jusqu'aux ventricules latéraux qu'il a trouvés remplis par un glaçon. Ce glaçon envoyait un petit prolongement par l'ouverture de Monro qui faisait ainsi communiquer chaque ventricule latéral avec un autre glaçon occupant la cavité du ventricule moyen. De ce dernier glaçon naissait une languette de glace qui pénétrait dans l'aqueduc, se renflait au niveau du quatrième ventricule; dépassait le bec de la plume, et se terminait plus loin à l'endroit de la section du bulbe. La dissection faite avec soin montrait donc le liquide tel qu'il est disposé sur le vivant. Le glaçon multiple par ses renflements, mais unique par sa continuité, représentait le moule exact de la configuration et des communications des ventricules.

En me communiquant ce matin ce résultat, M. James, croyait avoir découvert une préparation nouvelle. Bien que je ne l'aie pas indiquée, je crois cependant me rappeler l'avoir faite à l'époque où je m'occupais de mes recherches sur le liquide céphalo-rachidien. Quoi qu'il en soit, elle me paraît à l'abri de toute objection. La transparence du glaçon montrait que le liquide était dans un état d'intégrité parfaite.

Le mot *sérosité,* employé par les anatomistes pour désigner le liquide cérébro-spinal, est donc un mot impropre, s'il veut dire que ce liquide est logé dans l'arachnoïde. Il ne convient pas davantage s'il exprime que ce liquide est analogue à celui qu'on rencontre dans les autres membranes séreuses. Vous allez voir en effet qu'il en diffère essentiellement.

M. Lassaigne, à qui j'avais confié une assez grande quantité de liquide recueilli chez une vieille femme, l'a trouvé composé de

Eau	98,564.
Albumine	0,088.
Osmazome.	0,474.
Hydrochlorate de soude et de potasse	0,801.
Matière animale et phosphate de soude litre .	0,036.
Carbonate de soude et phosphate de chaux . .	0,017.
Total.	99,980.

D'après M. Haldat, cent parties du liquide céphalo-rachidien seraient composées ainsi qu'il suit:

Eau	96,5.
Osmazome	0,9.
Mucus	0,3.
Albumine.	0,6.
Sel.	1,5.
Perte.	0,2.
Total	100,0

Mais le travail sur lequel je veux le plus spécialement appeler votre attention est celui d'un jeune chimiste fort habile, M. Couerbe, qui s'est livré à de très belles recherches sur l'analyse du cerveau et du liquide qui l'enveloppe. Je lui avais remis plusieurs onces de liquide sain, extrait de divers cadavres. Voici la liste des substances qu'il y a rencontrées, après l'avoir préalablement soumis à l'évaporation.

1° Matière animale insoluble dans l'alcool et l'éther, soluble dans les alcalis; elle est analogue au nevrilème du cerveau.
2° Albumine.
3° Cholestérine.
4° Cérébrote.
5° Chlorure de sodium.
6° Phosphate de chaux.
7° Sels de potasse.
8° Sels de magnésie.

Ce qu'il y a de plus curieux dans ce résultat, c'est la présence, au milieu du liquide, de plusieurs des éléments du cerveau, tels que la cérébrote, la cholestérine, le phosphore etc. que M. Couerbe a signalés dans son analyse de la substance cérébrale sur laquelle nous aurons occasion de revenir. Ne semble-t-il pas que le liquide, par son séjour continuel autour de l'encéphale, s'est imprégné d'une partie de sa substance? Il ne contient point les matières grasses, telles que la céphalote et l'éléencéphol, et peut-être est-ce la nature chimique de ces principes qui les a empêchés de se dissoudre dans le liquide céphalo-rachidien.

Cette composition n'est probablement pas stable, à en juger par la présence au milieu du liquide de certaines substances qu'on a fait pénétrer dans la circulation par voie d'absorption. C'est surtout avec le prussiate de potasse et l'iodure de potassium ioduré qu'on peut vérifier ce résultat nouveau. Jusqu'ici on n'a tenu aucun compte du transport consécutif des boissons et autres substances dans la cavité du crâne et du rachis, et de leur contact sur la pulpe nerveuse par suite de leur mélange avec le liquide cérébro-spinal; ce serait pourtant une série d'expériences faciles à faire et curieuses à analyser.

Un fait non moins remarquable, c'est la quantité énorme de principes aqueux que contient la matière cérébrale. Pour arriver à reconnaître ce rapport, j'ai pris une tranche de cerveau d'adulte; puis, après l'avoir soigneusement pesée, je l'ai soumise à l'évaporation dans une étuve chauffée à 70°. Le résidu ne m'a plus offert qu'un huitième en poids de cette tranche, proportion extrêmement faible, comme vous voyez. J'ai soumis pareillement à l'action de la chaleur une portion de cerveau d'enfant nouveau-né, en ayant soin d'obtenir une évaporation lente et ménagée, de peur d'altérer ou de décomposer la substance cérébrale. La quantité d'eau m'a paru plus considérable encore, puisque sur 11 grammes, poids total de l'objet avant l'expérience, il y en a eu à peu près 10 de perdus.

Ne serait-ce pas à l'augmentation spontanée et à l'accumulation en un point d'une portion de ce volume d'eau que contient l'encéphale, qu'il faudrait attribuer certaines altérations du cerveau désignées par l'épithète si modeste de *ramollissement*. Cette maladie est surtout fréquente dans l'enfance, et c'est dans l'enfance aussi que nous trouvons une plus grande proportion de principes aqueux. Nul doute que dans ce cas la composition du liquide céphalo-rachidien ne soit très modifiée, puisqu'on y rencontre des masses entières de substance cérébrale dissoutes ou suspendues à la manière d'une émulsion.

A la suite de certaines hémorrhagies cérébrales, les parties voisines du foyer sanguin se changent en une pulpe semi-fluide qui se mêle au liquide si l'épanchement s'est fait à la surface du cerveau ou dans les ventricules. Dans le cas où le foyer n'est séparé du liquide céphalo-rachidien que par une couche mince de substance nerveuse, on peut encore admettre qu'une certaine quantité du liquide s'imbibe à travers la lame de séparation, et va se mêler au sang hémorrhagié.

Ainsi, dans tout ce qui touche à la pathologie de l'encéphale, vous êtes sûr de trouver un rôle joué par le liquide. Que penser de la prétendue science des médecins qui ignorent jusqu'à son existence ?

J'ai voulu vérifier la température du liquide cérébro-spinal. Elle est d'environ 31° cent., c'est-à-dire qu'elle est la même que celle du sang. Bien qu'il ne soit guère présumable qu'elle éprouve des changements notables pendant la vie, j'ai essayé de la modifier dans le but de voir ce qui en résulterait. Voici les résultats que j'ai obtenus.

Si on aspire avec une seringue tout le liquide céphalo-rachidien d'un chien, et qu'on le réinjecte immédiatement dans la cavité dont on vient de l'extraire, il ne survient rien de remarquable. Met-on un intervalle d'une demi-heure avant de le réintégrer, le liquide ainsi refroidi détermine chez l'animal un tremblement et une horripilation générale. Rien ne ressemble mieux au frisson d'accès des fièvres intermittentes. Ces effets seront surtout très marqués si vous abaissez de beaucoup la température du liquide en plongeant l'instrument qui l'a reçu dans un mélange réfrigérant.

Toute liqueur que vous substituez au liquide naturel, fût-ce de l'eau distillée avec toutes les conditions voulues de température et de quantité, produit des troubles à l'instant de son contact avec la surface cérébro-spinale. A plus forte raison du pus et d'autres matières étrangères développeraient des accidents graves. Nous venons d'en avoir tout récemment la preuve. Elle nous a été fournie par l'animal sur lequel nous avions il y a plusieurs jours extrait devant vous le liquide céphalo-rachidien, et qui avait perdu beaucoup de sang.

Ce chien, ainsi que je l'avais prévu, a succombé à la suite de l'opération. Vous avez maintenant sous les yeux tout son système nerveux central débarrassé des enveloppes osseuses et membraneuses. Comment expliquerez-vous sa mort? Vous voyez que la surface de la moelle et de l'encéphale est recouverte d'une couche puriforme au-dessous de laquelle le tissu nerveux paraît parfaitement sain. Cette couche se continue avec l'intérieur des ventricules latéraux en s'engageant par l'entrée des cavités cérébrales. La membrane ventriculaire, si tant est qu'il y ait là une membrane, a son aspect, sa consistance et sa coloration normales; nulle part de trace de liquide. Il a été remplacé par cette matière blanchâtre et visqueuse dans tous les points qu'il devra occuper. Vous ne rencontrez donc d'autres altérations pour vous rendre compte des accidents mortels, que cette modification dans les qualités physiques et chimiques du liquide céphalo-rachidien.

Diverses causes, difficiles à apprécier, produisent chez l'homme les mêmes désordres de sécrétion. Ce qu'on appelle aujourd'hui *myélite*, et qu'on regarde comme l'inflammation de la moelle épinière, n'est souvent autre chose qu'un changement pathologique survenu dans les propriétés du liquide qui enveloppe cet organe. Aussi, que trouve-t-on à l'autopsie? A peu de chose près ce que nous venons d'observer sur cet animal.

Ce n'est pas légèrement, messieurs, que je me permets de semblables rapprochements. Quelle est en général la marche de la myélite? La paralysie commence par les parties qui reçoivent leurs nerfs de l'extrémité inférieure de la moelle, et cela s'explique à merveille par la compression qu'exerce sur cet organe la matière puriforme que son propre poids a entraînée dans le point le plus déclive; puis la paralysie s'élève progressivement jusqu'aux puissances musculaires de la respiration, en même temps que le canal se remplit du produit morbide qui remplace le liquide. C'est alors que la mort arrive. Si vous faites l'autopsie avec les précautions convenables, vous trouverez un rapport anatomique exact entre la hauteur où s'arrête la paralysie des nerfs rachidiens, et celle qu'a atteinte la colonne purulente qui entoure et comprime la moelle.

Vous sentez de quelle importance il serait pour le médecin de pouvoir modifier au besoin la sécrétion de ce fluide dont les altérations sont si promptement fatales. Cherchons d'abord à déterminer quel est son appareil sécréteur. Est-ce le feuillet arachnoïdien qui l'entoure ? est-ce au contraire la pie-mère sous-jacente ?

Le raisonnement fournit déjà quelques inductions, puisque c'est par leur surface de glissement et non leur surface adhérente que se fait la perspiration des séreuses. L'arachnoïde ne contient presque pas de vaisseaux sanguins, et l'on conçoit difficilement comment elle pourrait suffire à une sécrétion aussi abondante. La pie-mère au contraire, par la vascularité de son tissu, offre les conditions les plus favorables de structure et de disposition. Elle pénètre partout où pénètre le liquide et d'ailleurs, n'est-elle pas déjà chargée d'apporter au cerveau les principes aqueux qui entrent pour une si grande proportion dans la composition de sa substance ?

L'observation confirme ces déductions rationnelles. Mettez à découvert sur l'animal vivant une portion de la pie-mère, vous apercevrez une rosée limpide transpirer à sa surface, et s'opposer au désséchement de la membrane. La quantité de liquide exhalé paraît peu considérable, parce qu'il s'évapore presque aussitôt qu'il est sorti par exhibition des vaisseaux. Le phénomène sera rendu plus sensible encore, si vous avez préalablement injecté de l'eau dans les veines de l'animal. Il est donc hors de doute que l'organe sécréteur du liquide cérébro-spinal, c'est la pie-mère.

Cependant en réfléchissant à ce que nous montrent d'autres expériences et divers faits pathologiques, je suis aujourd'hui très porté à reconnaître encore une autre source au liquide : et voici sur quoi je me fonde.

Coupez sur le cadavre une tranche de cerveau humain, essuyez les gouttelettes de sang qui se sont échappées au moment de la section, et examinez avec attention. Une couche humide, transparente, recouvre bientôt toute la surface de la tranche. Cette couche n'est point uniforme, elle est constituée par une série de petites granulations aqueuses que vous voyez sourdre à travers la substance cérébrale. Enlevez-les avec une éponge fine, et d'autres seront venues les remplacer au bout de quelques instants. Le même phénomène se produit à la face interne des ventricules, sans qu'il soit besoin d'entamer le cerveau. Ouvrez ces cavités, vous verrez leurs parois lisses et onctueuses se recouvrir d'un liquide tout-à-fait semblable à celui qu'on y rencontre pendant la vie. Il est probable que les choses se passent de la sorte sur le vivant, et que le suintement qui s'opère à l'intérieur des ventricules est une des sources du liquide céphalo-rachidien. C'est même par cette circonstance de physique vitale que je m'explique la production de certaines hydrocéphalies internes accompagnées de l'occlusion de l'entrée des cavités encéphaliques.

Quel appareil de sécrétion autre que la substance cérébrale elle-même a pu fournir dans ce cas une quantité de liquide aussi abondante? (nous savons que cette quantité peut s'élever jusqu'à plusieurs litres.) Seraient-ce les plexus choroïdes? Mais cela ne se peut, car ils ne vous offrent plus que les vestiges de la membrane vasculaire qui, durant la vie fœtale, a servi à la sécrétion de la matière nerveuse; leurs vaisseaux repliés sur eux-mêmes, et en partie oblitérés, sont surtout constitués par un lacis veineux plus propre à absorber qu'à exhaler. Les ventricules au contraire, par la distension énorme de leurs parois, offrent une large surface au suintement du liquide. Il est donc très probable que l'exhalation s'opère aux dépens même du cerveau qui en a fourni les matériaux, ainsi qu'on l'observe sur le cadavre.

Ce serait peut-être un moyen pour faire l'analyse comparative du liquide provenant de ces deux différentes sources. Il suffirait, dans les cas d'hydrocéphalie interne, de recueillir à part celui que renferment les ventricules, et celui qui est logé dans le canal vertébral; le premier étant probablement fourni par les parois ventriculaires, et le second par la pie-mère rachidienne. Je ne serais pas surpris qu'on trouvât quelque différence dans leur composition chimique.

Nous terminerons cette leçon par une expérience sur les mouvements de flux et de reflux que la respiration communique au liquide céphalo-rachidien. Je vous en ai décrit précédemment le mécanisme : vous allez maintenant avoir la confirmation et la preuve du phénomène.

Sur un jeune chien dont les muscles postérieurs du cou ont été divisés ainsi que la membrane occipito-atloïdienne mise à découvert, j'introduis jusque sous l'arachnoïde spinale un tube de verre gradué contenant de l'eau colorée avec de l'encre. L'animal vient de faire une grande inspiration; au même instant la colonne a baissé, et presque toute la liqueur a pénétré dans le rachis. Vous l'avez vu remonter dans le tube, quand l'animal a rejeté l'air de la poitrine. Maintenant que la respiration s'exécute tranquillement, l'ascension et l'abaissement du liquide présentent des oscillations régulières. Cependant la colonne ne peut plus atteindre son premier niveau, parce qu'une partie du liquide a été absorbée à l'intérieur du rachis.

L'expérience pour mesurer le degré de pression du liquide céphalo-rachidien est moins facile à faire. Il faudra pourtant que nous la tentions, ne fût-ce que pour obtenir des données approximatives.

SEPTIÈME LEÇON.

4 janvier 1839.

SOMMAIRE. Mesure de la pression exercée par le liquide céphalo-rachidien.—Du liquide dans les différentes classes de vertébrés.—*Fluide nerveux.*

SYSTÈME NERVEUX CENTRAL. De la philosophie dans les sciences médicales.—Manière de procéder dans l'étude du système nerveux.—Difficulté de cette étude.—Nomenclature bizarre du système nerveux.—Barbarie du langage et des idées.—Dénominations qu'il faudra conserver.—Idées générales sur la structure du cerveau.—Causes d'erreurs dans les préparations anatomiques.—Fibres nerveuses.—Substance blanche et substance grise.—Nomenclature basée sur les distinctions microscopiques.—Chaque partie du système nerveux central a sa texture spéciale.

MESSIEURS,

Nous avons essayé ce matin avant la leçon l'expérience dont je vous avais parlé la dernière fois, et qui consiste à chercher le degré de pression exact que le liquide exerce sur le système nerveux central et ses enveloppes. Le manuel opératoire est le même que pour examiner les mouvements du liquide sous l'influence de la respiration : seulement au tube gradué, on substitue l'hémodynamomètre de M. Poiseuille. Ainsi que je l'avais craint, l'expérience a été très délicate, et j'ai le regret de vous annoncer que les résultats n'en sont pas aussi certains qu'on pourrait le désirer. Ce qui empêche d'arriver à un chiffre rigoureux, c'est l'écoulement de liquide qui accompagne nécessairement la piqûre faite aux membranes par l'introduction de l'ajutage de l'instrument. Il faudrait trouver le moyen de prévenir cet écoulement, afin d'avoir intacte la quantité normale de liquide qui enveloppe la moelle, et par conséquent la pression que supporte cet organe. Voici toutefois ce que nous avons constaté. L'expérience était faite sur un jeune chien.

Au moment où la liqueur de l'instrument a été en contact avec l'espace sous-arachnoïdien, il y en a eu une partie d'absorbée, et le niveau de la colonne a baissé. Puis celle-ci s'est relevée, et a oscillé entre 0 mill. et 5 mill. dans chaque branche de l'instrument, ce qui n'indiquerait en tout qu'une pression de 10 millimètres. Ce chiffre me paraît beaucoup trop faible. Il est probable qu'il y a eu là quelque erreur; aussi je ne vous donne ces résultats que comme tout-à-fait incomplets et ayant besoin d'être vérifiés de nouveau. J'ai cru cependant devoir vous les communiquer.

Encore un mot, et ce sera le dernier, sur le liquide cérébro-spinal examiné dans les différentes classes des vertébrés.

De tous les *mammifères*, l'homme est celui chez lequel on trouve les quantités les plus considérables de liquide. Il est probable que cette disposition est en harmonie avec les fonctions de la colonne vertébrale qui chez lui jouit d'une si admirable flexibilité que l'homme peut exécuter les mouvements les plus étendus sans léser la moelle épinière. Aucun autre mammifère ne fait décrire à l'épine des angles aussi marqués, des incurvations aussi flexueuses. Tous pourtant ont le canal cérébro-spinal trop grand pour le diamètre de l'organe, et ce surcroît de capacité est rempli par un liquide analogue à celui de l'homme, situé comme le sien au-dessous de l'arachnoïde.

On retire ordinairement deux ou trois onces de liquide céphalo-rachidien chez le cheval. J'en avais fait analyser par M. Couerbe qui l'a trouvé composé à peu près des mêmes éléments que celui qu'on recueille sur l'homme.

Vous avez vu que les chiens en ont un volume assez remarquable : il en est de même des lapins et des autres animaux ayant le système nerveux bien développé.

Dans les cétacés, indépendamment du liquide cérébro-spinal, il existe dans le crâne un espace considérable qu'occupe une masse semi-fluide. La température constamment basse des régions qu'habitent ces monstrueux mammifères, est peut-être une des raisons physiques de la couche protectrice qui enveloppe leur cerveau. Ce liquide, d'une nature particulière, est connu généralement sous les noms de *blanc de baleine*, *adipocire*, *sperma ceti*, dénominations qui n'expriment que des idées erronées sur ses usages et sa nature. J'espère avoir bientôt des renseignements précis sur l'étude anatomique de ce liquide, par M. Gaymard qui voyage maintenant dans les mers polaires, et qui a bien voulu me promettre de s'en occuper.

Les *oiseaux* ne présentent autour de leur système nerveux central qu'une couche très mince de liquide. Le cerveau a juste le volume nécessaire pour remplir la boîte crânienne : il y existe à peine la place pour loger quelques traces de liquide. On en trouve à l'intérieur des lobes optiques qui sont creux, et dans les autres cavités cérébrales : l'entrée des ventricules présente une petite collection aqueuse. Le canal rachidien est à peu près en totalité rempli par le cordon médullaire.

Dans les *reptiles* on voit aussi que la cavité du crâne et du rachis est trop grande pour contenir l'organe cérébro-spinal. L'espace libre est occupé par du liquide. Il y a de plus une matière noirâtre mélangée et confondue avec la pie-mère.

Enfin, les *poissons* ont des cavités énormes relativement aux dimensions du système nerveux central. La moelle descend chez eux jusqu'à l'extrémité inférieure du rachis sans former la queue de cheval : mais sa circonférence est séparée du canal vertébral par un espace assez large. Vous voyez, sur cette raie, quel intervalle existe entre le cerveau et les parois crâniennes. Cet espace était rempli de liquide. Dans d'autres poissons osseux, on retrouve d'aussi vastes cavités remplies par une matière moitié graisseuse, moitié aqueuse, moitié membraneuse, qu'on réduit, en la comprimant, en une pulpe fluide. La seule partie qui, chez ces animaux, représente le liquide cérébro-spinal, est probablement celle qui est placée au-dessous de l'arachnoïde. Les autres, qui sont situées au-dessus ou dans la cavité même de cette membrane, y doivent être étrangères.

L'étude du liquide qui revêt le système nerveux central vient d'acquérir un nouveau degré d'importance et d'intérêt depuis de récentes publications faites en Allemagne sur l'existence du *fluide nerveux*. On désignait ainsi autrefois une sorte de principe subtil, que l'on supposait émaner de la masse encéphalique, et diriger avec autant d'intelligence que les *esprits animaux* eux-mêmes les différents actes de l'économie vivante. Il ne s'agit plus de cela aujourd'hui. M. Ehrenberg a réservé l'expression de fluide nerveux pour dénomer le fluide transparent qu'il a rencontré à l'intérieur des tubes de la substance cérébrale. Ce fluide existe réellement, et méritera plus tard d'attirer notre attention. Je ne le mentionne pour l'instant qu'afin de soulever la question de savoir quelles relations de composition et d'origine il peut avoir avec le fluide céphalo-rachidien. Est-ce le même fluide dans deux localités différentes? l'un fournit-il l'autre ? Puisent-ils leurs éléments à une source commune ou différente ? Celui des tubes cérébraux ne serait-il autre chose qu'une partie de celui des méninges qui se serait imbibé, filtré à travers la pulpe nerveuse? Toutes ces suppositions sont également admissibles ou récusables tant que l'observation n'a pas prononcé. Fidèle à nos habitudes, je ne me prononce ni pour l'une ni pour l'autre, mais je me promets de faire des recherches dans le but d'éclairer l'histoire de ce nouveau fluide.

J'en ai fini avec le liquide cérébro-spinal. Il s'agit maintenant d'attaquer les autres questions que nous devons traiter pendant ce semestre.

Rechercher par des démonstrations expérimentales quelles peuvent être les fonctions de l'encéphale, de la moelle et des nerfs; tel est le programme que nous nous sommes tracé. Sachons-le bien d'avance, c'est là une question de la plus haute gravité, que les difficultés circonviennent de toutes parts; que l'anatomie, ce guide d'ordinaire si sûr, n'a point encore éclairée; que l'empirisme a exploitée de la manière la plus arbitraire et la plus déplorable. Il nous faudra, messieurs, user d'une grande circonspection. L'expérience, sondant en quelque sorte le terrain, devancera nos jugements, préviendra nos prévisions, et, simples interprètes, nous ne parlerons qu'après qu'elle aura prononcé.

Il reste peu de chose à faire sur la topographie du système nerveux : au contraire presque tout est à trouver quant à la physiologie de ce système. C'est que la main qui suit patiemment un petit filet nerveux est moins exposée à s'égarer que l'imagination qui veut en pénétrer les mystérieuses fonctions.

Outre les difficultés réelles du sujet, vous avez à lutter contre une multitude de préjugés et de croyances hypothétiques. On s'est accoutumé à ne parler que par images, à ne décrire que par métaphores : or, ces métaphores et ces images n'ont été que trop souvent l'expression de conceptions bizarres qu'on a fini par regarder comme des réalités. Sous le nom de *philosophic naturelle*, que ne s'est-on pas cru permis, que n'a-t-on pas osé ! Celui-ci fait passer l'homme par toute la série de l'échelle animale; il le prend polype, le suit poisson, le montre reptile, puis oiseau, et ne le quitte que quand il lui a fait subir toutes les métamorphoses des êtres vivants. Un autre veut que l'homme soit primitivement femme, et que la femme ne reste telle que par un arrêt de développement. Que sais-je enfin ? Chacun a son système. Nous, nous n'en avons point, ou plutôt j'ajoute, afin qu'il n'y ait rien d'équivoque dans ma pensée, que nous n'obéissons à aucune idée préconçue, et que nos recherches n'ont point pour but d'étayer quelque doctrine.

J'ai déjà eu l'occasion de m'expliquer sur les inconvénients qu'il y aurait à commencer l'étude du système nerveux par les animaux d'un ordre très inférieur. Ainsi lorsque deux hommes d'autant de talent que MM. Ehrenberg et Dujardin sont divisés sur la question de savoir si les infusoires ont ou n'ont pas d'appareil nerveux, pour quel parti nous prononcerions-nous ? Il nous faudrait nécessairement mêler notre mot à la controverse. Ceci nous détournerait, sans compensation avantageuse pour la science, de l'objet principal de nos recherches. Et d'ailleurs est-il donné à l'homme de pouvoir analyser des actes fonctionnels qui diffèrent essentiellement des siens, avoir la conscience d'impressions qu'il ne peut percevoir, comprendre le jeu d'organes dont il est dépourvu ? Le poisson, plongé dans son milieu liquide, aura d'autres idées, s'il en a, d'autres jouissances, s'il en goûte, que les animaux qui, ainsi que l'homme, respirent l'air de l'atmosphère. Il ne faut donc point essayer des rapprochements qui répugnent à l'organisation et au mode d'existence. Je crois que le parti le plus sage et le plus sûr c'est de n'étudier l'homme que dans les animaux dont la conformation anatomique présente des rapports incontestables avec la sienne. Si le cerveau, si les nerfs offrent une disposition à peu près semblable, vous pourrez, en vous attaquant à ces organes, conclure des animaux à l'homme, et appliquer à celui-ci les phénomènes que vous aurez observés sur ceux-là.

Quant à ce qui touche à l'intelligence, il est évident que nous ne pouvons nous adresser qu'à l'homme lui-même, et encore n'arrivons-nous souvent qu'à des renseignements incomplets. Telle personne sent d'une manière, telle autre d'une autre. Comment d'ailleurs le malade rendra-t-il un compte exact de ses sensations, lorsque l'organe chargé de les analyser et de les comparer, le cerveau, sera le siége de quelque lésion? Ce sont là des difficultés sur lesquelles on est habitué à passer légèrement, et qui pourtant mériteraient un sérieux examen.

Malgré toutes ces complications, l'étude des fonctions du système nerveux nous conduira à quelques résultats positifs. Vous verrez qu'un certain nombre de phénomènes morbides se rattachent constamment à certaines altérations de l'encéphale et de la moelle, soit qu'on les produise artificiellement sur les animaux, soit que la maladie les développe chez l'homme.

Ce qu'il nous importe d'établir tout d'abord, c'est la part qui revient au système nerveux dans le jeu et l'accomplissement de nos principales fonctions. L'habitude finit par nous familiariser avec une multitude de choses que nous regardons toutes simples, toutes naturelles, bien que nous ne les comprenions pas. Aussi plus on fait un retour sur soi-même et ses différents actes, plus on sent combien d'explications nous échappent. Savons-nous, par exemple, comment se distribue la faculté de sentir, de mouvoir, de se reproduire? quel est le siége de ces instincts qui portent la brute comme l'homme à veiller à sa conservation? d'où vient ce besoin de réparer par le sommeil les fatigues de la veille? Nous ne pouvons analyser des phénomènes de ce genre, bien que notre esprit soit porté, sans savoir trop pourquoi, à les rallier au système nerveux. Aussi, pour tout ce qui touche aux fonctions animales proprement dites, nous ne trouverons point en nous d'interprétations satisfaisantes.

Même incertitude relativement aux facultés intellectuelles. L'observation prouve qu'elles sont liées avec l'intégrité du système nerveux : mais comment? je l'ignore. Jusqu'à quel point? je ne le sais pas davantage.

Si le raisonnement, aidé de l'anatomie la plus délicate, n'arrive à constater que des agents, sans saisir le moteur, il nous faudra bien recourir à un mode plus direct et plus sûr d'investigation : ce sera l'expérience. Je sais bien qu'on pourra appeler téméraire, et même audacieuse, l'idée de s'enquérir dans ses détails, du mécanisme de nos fonctions. Mais remarquez que nous ne prenons aucun engagement d'avance d'éclaircir tel fait, plutôt que tel autre fait. S'offre-t-il un problème contre lequel nos explications échouent, nous passons outre. Ce n'est point là un échec, c'est tout simplement un cas prévu, qui n'embarrasse pas notre marche, qui ne contrarie pas nos plans. Bien loin de nous en affecter, nous n'en poursuivons nos recherches qu'avec plus de persévérance.

Nous aurons d'abord à nous occuper de la masse nerveuse centrale : plus tard l'étude spéciale des nerfs fixera notre attention.

Ce qui frappe en premier lieu quand on examine les diverses parties qui entrent dans la composition de l'encéphale, c'est la bizarrerie des noms par lesquels elles ont été désignées : toutefois il est facile de reconnaître, en y réfléchissant, que cette prétendue bizarrerie n'est que l'expression fidèle de l'état d'ignorance absolue où on est par rapport aux usages de ces masses nerveuses. Quelques mots sur cette nomenclature.

Le cerveau est divisé par une *scissure* en deux moitiés. Quel sera l'instrument qui aura fait cette coupe ? Ce sera la *faux* de la dure-mère. L'endroit où s'est arrêté le tranchant de la lame, portera le nom de *cicatrice* ou corps *calleux*, à cause du cal qui a réuni la blessure de la substance cérébrale. Les saillies, les reliefs que vous apercevez à la surface des hémisphères seront comparés à des intestins contournés et deviendront *circonvolutions* ; les fentes qui les séparent seront appelées creux ou plutôt *anfractuosités*, ce qui est un peu plus ronflant. Le tout sera enveloppé dans deux *mères*, l'une *dure*, l'autre *pie* ou pieuse, que séparera une toile d'araignée *(arachnoïde)*.

A la base du cerveau, nous rencontrons un animal hermaphrodite façonné de toutes pièces. Son *corps*, ses *bras*, ses *cuisses*, et sa *queue*, porteront indifféremment les noms de *protubérance*, *pédoncules antérieurs*, *pédoncules postérieurs*, et *moelle allongée*. On n'a pas oublié de mentionner sa *vulve*, son *anus*. Enfin dans quatre petits tubercules blancs, on a voulu y reconnaître les *testes* et *nates*.

Sur une *selle de turc* repose à la partie antérieure un corps appelé glande *pituitaire*. On supposait qu'elle versait dans le nez une humeur particulière, la pituite, qui joue un si grand rôle dans l'ancienne médecine.

Des petits ventres ou *ventricules* sont creusés dans l'épaisseur de la masse encéphalique. Sur la ligne médiane, on voit une *voûte* et une *toile* qu'on a comparées au chorion du fœtus ; dans les cavités latérales, des quartiers de poires, offrant des stries *(corps striés)*, un ver solitaire *(tœnia)*, un *pied d'hippocampe* qu'on appelle aussi *corne d'Ammon*, *corne de bélier*, *ver à soie* ; un *corps frangé*, un autre *godronné* et un *ergot*.

Passons-nous au cervelet, même bizarrerie dans les noms. Vous trouverez de plus au centre des lobes latéraux et moyen un *arbre de vie*.

Une multitude de suppositions se rattachent nécessairement à toutes ces parties ainsi dénommées ; mais la plus curieuse et la plus célèbre de toutes est celle de Descartes.

Vous savez qu'il existe sur la ligne médiane, au-dessus des tubercules quadrijumeaux supérieurs, un petit corps grisâtre, qui ressemble à un cône ou à une pomme de pin ; d'où les noms de *conarium* ou *glande pinéale*. Sa position au centre de la masse cérébrale fit admettre à Descartes que l'imagination siégeait dans ce renflement nerveux. L'ame placée en cet endroit comme un cocher sur son char, dirigeait ses volontés au moyen de deux petits filaments, qui vont se rendre aux couches optiques et qui sont encore appelés aujourd'hui les *rênes de l'âme*. Conçoit-on qu'un philosophe aussi grave ait pu imaginer pareille absurdité ? La vogue dont elle a joui vous montre avec quelle facilité on accueille les suppositions les plus invraisemblables, pourvu qu'elles aient un côté piquant. Si l'hypothèse de Descartes avait été plus raisonnable, elle serait moins connue.

Vous sentez, comme moi, messieurs, que toutes ces locutions qui consacrent des erreurs si nombreuses devront tôt ou tard être bannies du langage médical. Il faudra les remplacer par des mots qui désignent la nature ou les fonctions des objets auxquels ils s'appliquent. Nous sommes encore bien loin de cette utile réforme, puisque nos connaissances sont encore très restreintes relativement à la physiologie de l'encéphale. Il est cependant des termes qu'il faudra consacrer parce qu'ils expriment des idées justes. Ainsi, quelle dénomination pourrez-vous substituer à celle d'*aqueduc*, pour désigner le canal de communication entre le quatrième et le troisième ventricule? Le *pont* pourrait à la rigueur être conservé, puisque c'est une sorte d'arcade nerveuse sous-jacente à l'aqueduc, et que, par sa position sous le courant liquide, il offre quelque analogie avec le Tunnel qu'on construit actuellement sous la Tamise. L'*entrée des ventricules* me paraît aussi exprimer avec fidélité les usages de l'ouverture que je vous ai signalée au niveau du calamus. C'est avec assez de raison que Vieussens a désigné par l'épithète de *valvule* la lame de substance cérébrale qui unit ensemble les pédoncules supérieurs du cervelet : en s'affaissant elle pourrait effectivement empêcher le liquide du troisième ventricule de communiquer avec celui du quatrième. Il est encore quelques expressions çà et là assez exactes, mais le plus grand nombre est très mauvais et annonce un état de barbarie dans les idées aussi bien que dans le langage, dont nous devons nous efforcer de sortir.

Je veux aussi vous dire quelques mots de la manière dont on envisage la structure du cerveau. Nous ne faisons point, et nous ne devons point faire ici de l'anatomie telle qu'on la fait dans les cours spéciaux ; qu'il nous suffise de mentionner certaines circonstances dans l'histoire du système nerveux qui prêtent à une judicieuse critique.

C'est une idée généralement répandue aujourd'hui, que de considérer le système nerveux comme formé de fibres qui marchent dans telle et telle direction. Certes que si on trouvait dans le cerveau des parties centrales d'où émaneraient des fibres qui, aprés un certain trajet à travers la substance nerveuse, aboutiraient à divers points, ce serait un fait extrêmement intéressant. Mais malheureusement c'est plutôt dans les dessins que sur la nature, qu'on rencontre de semblables dispositions anatomiques. Vous verrez dans les magnifiques planches qu'on publie maintenant, des plans de fibres qu'on dit avoir suivis depuis leur origine jusqu'à leur terminaison. Ainsi, c'est la pyramide antérieure qui traverse le pont, pénètre dans le pédoncule antérieur du cerveau, arrive à la couche optique, et s'épanouit en une multitude de faisceaux rayonnants, dans chaque hémisphère. Dans certains points ce sont des entrecroisements de fibres qui passent d'un hémisphère à l'autre. La pyramide antérieure droite aurait sa racine à gauche, et la pyramide antérieure gauche sa racine à droite ; ainsi s'expliqueraient les phénomènes croisés qui s'observent dans la paralysie, suite d'hémorrhagie cérébrale.

Je ne prétends pas que toutes ces descriptions soient le produit d'illusions des sens, mais cependant je dois vous signaler ce qui peut induire en erreur quand on veut vérifier leur exactitude.

Pour suivre un prolongement nerveux, la pyramide antérieure, par exemple, on est obligé d'enlever couche par couche toute l'épaisseur de la substance au milieu de laquelle elle est plongée. L'instrument sera dirigé parallèlement à la direction de cette pyramide, afin d'être moins exposé à l'intéresser : arrivé à son voisinage, vous vous servirez du dos du scalpel , de préférence à la lame, car celle-ci pourrait entamer la couche la plus superficielle du cordon médullaire. Voilà ce cordon mis à découvert. Sa surface est évidemment striée, les petites rainures qu'elle présente simulent à merveille des fibres dirigées dans le sens de l'axe de la pyramide. Ce n'est pourtant là qu'un résultat tout-à-fait artificiel, et que vous avez façonné vous-même en faisant la préparation. Réfléchissez un peu au procédé employé. Vous avez gratté avec le bord mousse de l'instrument la matière cérébrale, et par conséquent les aspérités de la lame se sont imprimées sous forme de stries : ces stries seront longitudinales puisque vous agissiez longitudinalement, c'est-à-dire dans la direction de la longueur de la pyramide. Avertis d'avance que vous devez rencontrer une disposition fibreuse, vous n'hésiterez pas à appeler fibres toutes ces petites inégalités de la couche nerveuse, et vous êtes d'autant moins portés à soupçonner une erreur que vos résultats ont été depuis long-temps annoncés comme exacts par de savants anatomistes.

Voilà donc une cause d'erreur qui peut résulter du mode de préparation mis habituellement en usage. Il est d'ailleurs facile de démontrer par l'observation directe que la texture fibreuse de la pyramide et d'autres parties de l'encéphale, n'existe pas en réalité. Il suffit pour cela de prendre une tranche très mince de cette matière nerveuse, et de l'examiner au microscope. On n'aperçoit point cette disposition linéaire, ces plans de fibres parallèles qui sont si manifestes sur les planches que je mets en ce moment sous vos yeux. Rien même ne semble indiquer que la pyramide aille dans un sens plutôt que dans un autre; aussi est-on porté à penser que cette disposition anatomique qu'on regarde comme constante est tout à fait artificielle, puisque, visible à l'œil nu, elle cesse de l'être quand on se sert d'instruments grossissants.

J'examinais ce matin les belles planches que M. Arnold vient de publier. Il m'est impossible d'admettre qu'on rencontre dans le cerveau des fibres aussi volumineuses que celles que la gravure a figurées; car, si elles existaient, leur évidence serait telle qu'aucune contestation à leur sujet ne serait permise. Ce n'est pas que j'accuse l'anatomiste dont j'ai prononcé le nom, d'avoir donné sciemment des descriptions inexactes: je ne lui ferai point l'injure d'un tel soupçon, mais je crois qu'il s'en est laissé imposer par les procédés mis en usage pour ses préparations. Il est encore un autre inconvénient attaché aux publications de la nature de celles que M. Arnold vient de faire paraître: je dois vous le signaler.

On confie à des artistes, étrangers le plus souvent à la science anatomique, le soin de figurer des coupes ou des dissections minutieuses du cerveau, et il importe pour le mérite de la description qu'ils soient bien informés des parties qui doivent ressortir davantage. Or un dessin sera d'autant plus estimé qu'il exprimera plus nettement les accidents de conformation de l'objet. Supposez donc que certains points aient besoin, pour être bien manifestés sur le papier, d'être plus colorés ; l'artiste ne se fera pas scrupule de prodiguer un peu la couleur, pas plus que le préparateur d'anatomie qui met un peu de sang afin de masquer la pâleur d'un muscle. De même, si les fibres nerveuses sont à peine apparentes sur la pièce anatomique, elles deviendront très manifestes sous le crayon pour peu qu'on les allonge et qu'on les renfle avec art. Il y aura infidélité dans la gravure, il est vrai, et pourtant vous n'accuserez personne de mauvaise foi.

Ce n'est donc pas sur les planches que vous étudierez la structure du cerveau. Je veux bien que ce mode d'examen soit plus facile, mais cette facilité même doit vous le rendre suspect.

Il suffit de fendre un hémisphère pour voir que deux substances principales entrent dans sa composition : l'une grise lui forme une sorte d'écorce, c'est la *substance corticale* ou *grise;* l'autre blanche, située au centre comme la moelle dans un arbre, a reçu le nom de *substance médullaire* ou *blanche*. Ces dénominations ne sont pas très heureuses, car elles expriment de simples apparences ou des rapprochements grossiers; mais enfin nous les adoptons provisoirement, puisque l'usage les a consacrées.

Une nomenclature bien préférable serait celle qui reposerait sur des distinctions de texture indiquées par le microscope. Aujourd'hui que nous possédons des instruments excellents, nous sommes sur la voie de découvertes extrêmement intéressantes qui ne tendraient à rien moins qu'à substituer à des mots et des idées vagues, un langage précis et des connaissances positives. Déjà on a signalé en quoi la substance grise différait dans sa structure intime de la substance blanche : ces caractères, bien mieux que des allusions métaphoriques, peuvent servir à différencier ces deux substances. M. Ehrenberg a essayé tout récemment d'indiquer d'après quelles particularités de tubes et de globules on arrivait à distinguer un nerf du mouvement d'un nerf de la sensibilité. Je crois de plus, d'après les recherches auxquelles je me suis livré ces jours derniers, qu'on peut établir de semblables distinctions entre les diverses parties qui constituent par leur réunion la masse encéphalique. Ainsi j'ai soumis au microscope certaines portions de cerveau et, les comparant avec d'autres, j'ai reconnu que chacune avait son mode spécial d'agencement moléculaire. Si ces résultats se réalisent, ce serait toute une nouvelle science à créer.

Comme l'anatomie microscopique est en quelque sorte née d'hier, grâce aux instruments si parfaits que l'optique vient de mettre à notre disposition, il est présumable que beaucoup d'entre vous ne sont pas au courant des travaux qui ont été publiés dernièrement sur la texture du cerveau et des nerfs. J'espère donc, messieurs, vous être agréable en vous en disant quelques mots dans la prochaine séance.

HUITIÈME LEÇON.

9 janvier 1839.

Sommaire. Examen d'une pièce pathologique.—Rhumatisme.—Bruit du souffle au cœur.—État particulier du sang.—Continuation de l'étude anatomique du système nerveux central.—Appréciation de l'anatomie microscopique du cerveau.—Globules et fibres du tissu cérébral.—M. Ehrenberg.—Tubes rectilignes, tubes variqueux et fluide nerveux.—Recherches microscopiques du professeur.—Objections adressées à M. Ehrenberg. —Travaux de MM. Burdach fils, Remak, et autres micrographes.—Tubes différents dans les organes de mouvement et dans les organes de sentiment.—Inexactitude des planches et dessins.—Expériences de M. Leuret.—Résumé.

Messieurs,

Il est dans mon habitude de faire apporter ici les pièces pathologiques qui peuvent servir à éclairer certains points de la médecine, lors même que ces pièces ne rentrent pas dans la série des questions qui nous occupent pour le moment à ce cours. Je crois qu'il y a de grands avantages à procéder ainsi. Ces digressions sont trop succinctes pour détourner votre esprit du sujet principal, et pourtant elles suffisent pour ramener vos idées vers des principes de physiologie que vous aviez déjà constatés par les expériences, et auxquels il ne manquait plus, comme dernière sanction, que le témoignage des observations recueillies sur l'homme. Voici le cas dont je veux vous entretenir.

Une femme, âgée de trente-quatre ans, entre il y a huit jours à l'Hôtel-Dieu, atteinte d'un rhumatisme articulaire aigu. Elle était accouchée depuis six mois, sans qu'on eût été obligé de recourir à des manœuvres laborieuses; et au bout de trois semaines, sa santé paraissait assez bien rétablie. Vers cette époque elle éprouva dans les articulations quelques douleurs vagues, qui disparaissaient et reparaissaient à des intervalles irréguliers; mais bientôt ces douleurs devinrent plus intenses, et la malade fut obligée d'entrer à l'hôpital. Son état était à peu près le suivant :

Expression de souffrance sur les traits et dans l'attitude générale. Coloration assez vive de la face. Respiration forte, fréquente, plaintive. Pouls plein, se développant largement sous le doigt : ses battements s'élèvent jusqu'à 110 et 120 par minutes. L'auscultation fait reconnaître un bruit de souffle très prononcé au premier bruit du cœur ; le second bruit est pur. Point de matité à la région précordiale : la base et la pointe de l'organe paraissent venir heurter librement le thorax, sans trop ni trop peu d'impulsion. Aucun signe physique n'indique une hypertrophie du cœur, ou une accumulation de sérosité dans le péricarde. La malade dit ne point souffrir en ce point : tout son mal est dans le genou et le poignet droit où elle ressent des douleurs aiguës, et où existe un gonflement notable avec rougeur et chaleur de la peau. Elle se plaint encore de pesanteur dans le bassin, de tiraillements dans les reins, et de brûlures à l'intérieur du vagin et vers la matrice. Le toucher nous fit en effet constater un engorgement des lèvres du museau de tanche, et une augmentation de volume du corps de l'utérus.

Le diagnostic était facile à porter. Nous avions affaire à un rhumatisme articulaire, compliqué de bruit de souffle au cœur, ainsi que cela s'observe fréquemment; il existait de plus vers l'organe de la gestation cet ensemble de troubles qu'on désigne sous le nom de *métrite puerpérale chronique*.

La malade fut mise à l'usage du traitement que nous avons l'habitude de suivre en pareilles circonstances. Quelques tisanes sudorifiques avec l'acétate d'ammoniaque, des frictions huileuses et opiacées sur le point douloureux, le séjour et le repos au lit, une température douce de l'air environnant : à cela se borne en général notre médication. Je prescrivis aussi quelques injections calmantes dans le vagin afin de diminuer les douleurs utérines.

Pendant cinq à six jours l'état de cette femme fut satisfaisant. Mais tout d'un coup la voilà prise d'un frisson violent, d'une fièvre ardente, d'un délire tel qu'elle vocifère et ne reconnaît plus personne. Le cœur se met à battre avec une telle fréquence qu'il n'est plus possible de compter les pulsations du pouls. Une large saignée pratiquée immédiatement ne procure aucun soulagement. Les symptômes s'aggravent avec une effrayante rapidité, et au bout de 36 heures la malade avait cessé d'exister.

Qu'était-il donc survenu ? Une péricardite, une endocardite ? l'autopsie seule pouvait nous l'apprendre. J'étais d'autant plus curieux d'en connaître les résultats, que la marche de cette maladie était aussi insolite pour moi que sa terminaison. En effet je ne me rappelais pas avoir vu depuis plusieurs années mourir un seul de mes rhumatisants, et d'ailleurs, je le répète, il y avait dans cette succession rapide de symptômes de plus en plus graves, quelque chose qui me frappait d'étonnement et éveillait toute ma sollicitude. C'est hier que la malade a succombé. L'autopsie en a été faite ce matin par M. James, qui m'a remis avant la leçon les pièces pathologiques que nous allons maintenant examiner.

D'abord le cœur s'offre à nous parfaitement sain. Son tissu a sa consistance normale ; ses parois, à leur face interne comme à leur face externe, ont la coloration qui leur est propre, et rien n'indique qu'il y ait eu là les moindres troubles dans la circulation capillaire. Même intégrité des valvules. Elles remplissaient librement leur jeu de soupape, car elles obturaient, en se redressant, la lumière des vaisseaux, et par leur abaissement livraient à l'ondée sanguine un libre passage. Vous ne trouvez donc, dans la structure anatomique du cœur, et dans la disposition des tuyaux qui en partent, aucune explication satisfaisante de bruit de souffle qui existait pendant la vie d'une manière si manifeste. C'est donc autre part qu'il faut en chercher la source.

Serait-ce le sang qui, modifié dans sa composition chimique ou dans quelques-unes de ses propriétés physiques, aurait, par son frottement contre les orifices du cœur, déterminé ce bruit particulier? Je suis d'autant plus porté à accueillir cette explication que l'examen des autres organes confirme cette altération du sang.

Ainsi les deux poumons, surtout le gauche, sont gorgés de sang à leur face postérieure, et ont cessé dans ces points d'être encore perméables à l'air. On n'y reconnaît plus la vascularité et le moelleux du tissu pulmonaire.

La rate et le foie ont paru plus volumineux et plus lourds que d'ordinaire. En les comprimant on en faisait sourdre une quantité considérable d'un sang visqueux et noir.

Tout le système veineux était dans un état de réplétion qui mérite d'être noté. Il semblait qu'un obstacle siégeant dans le système capillaire, avait empêché le sang des veines de traverser ces infiniment petits vaisseaux pour arriver aux artères.

C'est surtout vers la matrice que les lésions anatomiques indiquent que le principal élément morbide qui avait pesé sur l'organisme, résidait dans le sang. Ce fluide, dans les larges sinus qui représentent l'orifice des veines utérines, s'est transformé en une matière purulente, semi-liquide, qu'on suit jusque dans l'épaisseur de la matrice. Cet organe est resté plus volumineux qu'il ne devrait être. Est-ce là le point de départ de l'infection générale ? Le sang, altéré primitivement dans les sinus utérins, s'est-il de là répandu dans tout le système vasculaire, charriant avec lui les matériaux morbides qui ont fini à la longue par vicier toute la masse sanguine ? Pareille origine n'offre rien d'invraisemblable. Attendons cependant pour l'admettre sans restriction que de nouveaux faits aient prononcé, car un seul ne suffit pas pour établir une certitude.

Quoi qu'il en soit je regarde comme un résultat tout à fait nouveau cette coïncidence du bruit de souffle avec intégrité du cœur et de son enveloppe fibreuse. Le plus souvent on a constaté des modifications dans le poli des feuillets séreux, dans la membrane des ventricules, les valvules, les orifices, ou dans l'épaisseur même du tissu cardiaque.

Revenons maintenant au sujet qui doit nous occuper pendant ce semestre. Vous me pardonnerez cette digression, car nous serions trop heureux d'en avoir ainsi souvent à faire pour des communications qui touchent de si près à la physiologie et à la pathologie de l'homme.

Je vous disais, en terminant la dernière leçon, que la distribution des fibres nerveuses à l'intérieur de la masse cérébrale est beaucoup plus apparente que réelle, et qu'elle est le produit de la préparation qui a été faite pour la démontrer. Il est tout simple qu'une matière molle comme le cerveau, ait pu se prêter à tant d'illusions. Aussi chacun a *vu* dans la structure de cet organe des particularités qui, comparées entre elles, se contredisent ou se détruisent. Aujourd'hui encore nous retrouvons la même dissidence d'opinions parmi des anatomistes fort habiles, et il est d'autant plus difficile de se prononcer pour telle ou telle, que les dissections faites par chaque partie intéressée donnent raison à tout le monde. Sans parler des anciens travaux de Reil, de Gall, d'Herbert Mayo, etc., vous avez M. Leuret qui admet une disposition lamelleuse des circonvolutions; M. Foville qui sculpte avec le doigt des plans de fibres superposées; M. Gerdy qui décrit la substance encéphalique comme formée par une réunion d'anneaux multiples. Je pourrais citer encore d'autres anatomistes modernes ayant leur méthode d'envisager le cerveau, qui ont publié ou publient maintenant de très beaux dessins. Mais je ferai à toutes ces descriptions le même reproche, c'est de reposer sur des procédés vicieux de démonstration.

Loin de moi, messieurs, la pensée de jeter le moindre blâme, la moindre défaveur sur les travaux qui, dans ces derniers temps, ont eu pour objet les sciences anatomiques. Moi qui me suis occupé d'anatomie toute ma vie et qui m'en occupe encore aujourd'hui parce que c'est une étude que j'aime et qui m'est nécessaire, j'aurais plus que tout autre mauvaise grâce à en faire la critique. Les réflexions que j'ai cru devoir vous soumettre ne s'adressent donc qu'aux résultats : quant au but, c'est avec bonheur que j'y applaudis.

Il est une autre anatomie du cerveau qui a eu en quelque sorte ses temps fabuleux, alors que les moyens d'investigation manquaient ou étaient insuffisants, mais qui de nos jours vient d'acquérir une précision admirable : je veux parler de l'anatomie microscopique. J'ai pris l'engagement de vous en dire quelques mots avant d'aborder les fonctions de l'encéphale : nous consacrerons à cette étude la fin de cette leçon. Seulement, mon intention étant d'entrer dans peu de développements, je n'insisterai que sur les points que j'ai eu l'occasion d'examiner et de vérifier de mes propres yeux. Vous pourrez d'ailleurs, comme complément de ce que je pourrais omettre, consulter avec intérêt une sorte d'exposé synoptique que vient de publier M. Mandl, dans lequel il a résumé d'après leur ordre chronologique les idées des auteurs qui se sont occupé de ces questions.

Depuis les premiers observateurs jusqu'à ceux de nos jours, on s'est accordé à reconnaître dans la substance nerveuse des globules et des fibres. Plusieurs cependant ont pris pour des spires et des dentelures ce qui n'est que l'effet du rayon lumineux qui traverse un corps demi-transparent : d'autres ont vu des petites squames, des lignes noirâtres dans les tranches minces du cerveau qu'ils soumettaient au foyer. Mais ce sont là des illusions que nos instruments plus parfaits ont fait disparaître, et la seule disposition admise aujourd'hui par les micrographes, c'est la disposition fibreuse et globuleuse.

Les globules furent admis primitivement comme constituant la structure élémentaire du tissu nerveux : les fibres paraissaient n'être autre chose qu'un chapelet de globules unis ensemble par une liqueur visqueuse. Plus tard, les idées changent, et on reconnaît positivement des fibres nerveuses, dont l'existence est indépendante des globules;

seulement les uns, à l'exemple de Leeuwenhoëk, les regardent comme canaliculés ; d'autres, avec Monro, veulent qu'elles soient pleines. Disons quel est l'état actuel de la science sur ces questions.

C'est un fait hors de doute et à l'abri de toute contestation, qu'il existe dans la matière nerveuse des fibres et des globules. Il ne peut donc y avoir de désaccord entre les micrographes que sur la manière dont ces parties se comportent les unes par rapport aux autres.

M. Ehrenberg, dans son mémoire sur la *structure microscopique du système nerveux*, établit que ce système est composé, dans toute la série animale, de tubes divisés en deux ordres : les uns droits, d'un diamètre uniforme dans toute leur longueur ; ce sont les *tubes rectilignes* ; les autres onduleux, renflés de distance en distance par des ampoules sphériques ; ce sont les *tubes variqueux*, ou *articulés*.

Les tubes rectilignes, plus gros en général que les tubes articulés, contiennent dans leur intérieur une matière visqueuse légèrement opaque, renfermant des globules qu'une expérience fort simple rend apparents. Placez entre deux lames de verre quelques fibres nerveuses, et pressez-les avec ménagement, vous verrez sortir de l'endroit où vous avez fait la section des globules dont le diamètre variera entre $\frac{1}{48}$ et $\frac{1}{1000}$ de ligne. On peut ainsi vider complétement un nerf, et le réduire à son enveloppe tubuleuse. Les tubes rectilignes seraient, d'après M. Ehrenberg, destinés au mouvement, et ne se rencontreraient que dans les nerfs et les parties du cerveau qui y président.

Les tubes variqueux paraissent disposés sur un plan parallèle. Ils sont remplis à l'intérieur d'une matière particulière, parfaitement transparente, sans traces de globules, que M. Ehrenberg appelle le *fluide nerveux*. Ils ont $\frac{1}{96}$ à $\frac{1}{3000}$ de ligne de diamètre. C'est surtout vers la base du cerveau et au voisinage du ventricule que ces tubes sont le plus apparents : à la périphérie des hémisphères, ils semblent confondus en une masse granuleuse, à travers laquelle rampent de petits filaments. Les renflements qu'ils présentent à des intervalles limités les font ressembler aux grains d'un collier qui ne se toucheraient point, et communiqueraient entre eux par un canal. Nous venons de voir que les tubes rectilignes sont regardés par M. Ehrenberg comme appartenant aux nerfs du mouvement. Les tubes variqueux au contraire paraissent destinés à la sensibilité.

Je me suis occupé ces jours derniers presque exclusivement d'études microscopiques, et même je sens à la fatigue de mes yeux que j'aurais dû y mettre un peu plus de discrétion. Voici ce que j'ai observé.

Quand on place au foyer une petite masse de substance blanche, on voit qu'elle n'est pas uniquement composée par des tubes ; entre ceux-ci sont des globules de dimensions différentes ; les uns sont plus gros, les autres plus petits, quelques-uns sont presque imperceptibles. Ceci est d'accord avec les observations de M. Valentin, qui appelle *fibres primitives* les tubes que je viens d'indiquer, et *couche interstitielle* les globules mêlés aux fibres primitives.

On a adressé à M. Ehrenberg diverses objections. Ainsi ne pourrait-il pas se faire que les renflements des tubes variqueux fussent le résultat tout artificiel de la préparation que l'on a fait subir à la matière cérébrale, avant de la soumettre à l'examen microscopique? Il a fallu la placer entre deux verres, l'écraser avec le compresseur de M. Purkinje, et alors, la liqueur contenue dans l'intérieur des tubes a pu dilater inégalement leurs parois, se portant dans les points vers lesquels elle était refoulée. De là des ampoules variqueuses. Comme ces ampoules n'offrent point une disposition constante, et qu'elles sont dépourvues de ce caractère de régularité que la nature met dans ses œuvres, on a pensé que c'était à tort qu'on avait admis cette distinction des tubes rectilignes et des tubes articulés. MM. Tréviranus, Weber et Valentin se rangent à cette opinion. Elle vient d'être reproduite tout récemment par M. Leuret qui dit avoir fait à volonté des tubes variqueux en soumettant à une pression graduellement croissante des tubes rectilignes.

Malgré l'autorité de semblables observateurs, je ne sais si l'objection n'est pas trop absolue, car il m'a semblé distinguer des renflements sans qu'on pût accuser l'écrasement de les avoir produits. C'est surtout le nerf acoustique qui m'a offert cette disposition de la manière la moins équivoque: ses longs tubes, étalés sous le microscope, occupent tout le champ du foyer, et présentent distinctement des nodosités qui peuvent être difficilement attribuées à la préparation.

Ces tubes sont-ils composés d'une enveloppe différente de la matière nerveuse proprement dite? M. Ehrenberg admet des parois distinctes qui isolent la liqueur interne du tissu environnant, et sont reconnaissables à deux lignes parallèles limitant latéralement l'étendue du diamètre de la cavité.

Il me semble bien difficile d'admettre que les tubes aient une enveloppe spéciale; on conçoit mieux que ce soient de simples canaux creusés dans l'épaisseur de la matière nerveuse. Toujours est-il que c'est là un point fort difficile à éclaircir. M. Burdach fils explique de la manière suivante les lignes dans lesquelles M. Ehrenberg veut voir la limite externe des parvis des tubes : « chaque fibre primitive est cylindrique, mais par suite de l'évacuation de la liqueur contenue dans son intérieur, il survient au centre une dépression, et par conséquent les parties latérales plus épaisses se laissent moins facilement traverser par la lumière. Leur opacité n'indique donc pas une structure particulière. » M. Burdach pense également « que les fibres ne sont pas pourvues d'une gaîne propre et d'une cavité véritable, mais qu'elles représentent des cylindres pleins dont la partie centrale, plus fluide que l'écorce, s'échappe sous le compresseur, et que la quantité de matière sortie détermine seule les dimensions du tube dont la cavité se trouve ainsi formée de toute pièce. »

M. Remak, dans son mémoire sur la *structure du système nerveux*, prétend que les tuyaux primitifs des nerfs renferment dans leur intérieur, non pas une masse liquide ou huileuse, mais une espèce de ruban, strié à sa surface, composé de plusieurs fils élémentaires qui ont des nœuds latéraux. L'enveloppe externe du ruban médullaire n'est donc autre chose que la coque du tube primitif.

Toutes ces opinions et d'autres encore que je pourrais mentionner, tournent autour du fait capital signalé par M. Ehrenberg. Nous ne nous arrêtons pas à les discuter, car elles n'ont que des relations fort indirectes avec les sciences physiologiques et médicales. Ne négligeons pas cependant d'être au courant de toutes ces recherches, car il n'est pas impossible qu'un jour elles trouvent leur application. C'est ainsi qu'un de mes collaborateurs au Collége de France, M. le docteur Glugée, aujourd'hui professeur à Bruxelles, vient de publier un intéressant travail sur l'étude microscopique du cerveau malade, et a commencé une ère nouvelle pour la pathologie de ce viscère.

Mais pour que nous puissions retirer des résultats avantageux de ces précieux moyens d'investigation, il faut savoir nous arrêter où s'arrête l'anatomie elle-même, et ne rien préjuger sur des fonctions qui nous sont inconnues. C'est en Allemagne surtout que prennent naissance tant de milliers d'hypothèses qui embarrassent la marche des études. Un fait vient à peine d'éclore, qu'on se hâte de le généraliser. Je voudrais qu'on évitât, jusque dans les termes, toute idée hasardée, tout sens mal défini ou qui pourrait offrir quelque équivoque.

Ainsi, par exemple, je n'approuve pas M. Ehrenberg d'avoir nommé *fluide nerveux* la liqueur qu'il a rencontrée dans les tubes rectilignes. J'aurais préféré toute autre expression, pourvu qu'elle ne réveillât aucun souvenir d'anciennes erreurs.

La matière contenue dans les tubes circule-t-elle, ou est-elle stagnante? Ici rieu à répondre tant que l'expérience n'aura pas prononcé.

Une question bien autrement importante, ce serait de savoir si réellement ces tubes rectilignes sont affectés à d'autres usages que les tubes variqueux. Aujourd'hui que toute la physiologie du système nerveux est dominée par ce grand fait que les organes du mouvement ne sont pas les mêmes que ceux du sentiment, il serait très intéressant de trouver des caractères anatomiques qui servissent à différencier les agents de ces diverses fonctions. M. Ehrenberg croit avoir trouvé la solution de ce curieux problème. Il dit positivement que les tubes rectilignes ou à globules sont les organes du mouvement, et les tubes variqueux le organes de la sensibilité. Je voudrais que cela fût prouvé, et qu'en analysant quelques fibres nerveuses prises au hasard dans une partie quelconque du corps, on pût affirmer que telles appartiennent au mouvement, telles à la sensibilité. Mais malheureusement ces prétentions paraissent un peu prématurées. Ainsi il y a des animaux qui sont bien évidemment doués de sensibilité, et chez lesquels on ne rencontre pas de tubes variqueux. D'ailleurs les expériences qui ont servi de base aux opinions de M. Ehrenberg ont été fortement contestées par MM. Tréviranus, Valentin et Ernest Burdach. J'ajouterai de plus que quand on examine sans idées préconçues les différentes parties du système nerveux, on ne peut admettre que les choses soient aussi manifestes et aussi simples que le professeur de Berlin les indique dans son mémoire.

Si on s'imagine que tous les tubes sont rangés les uns à côté des autres, on sera dans une grande erreur. Il est vrai qu'en prenant une toute petite masse de cerveau, on trouve quelquefois plusieurs tubes adossés, les uns cylindriques, les autres variqueux, mais je n'ai jamais vu de ces faisceaux de tubes pareils à ceux que vous voyez figurés sur ces planches. C'est là, je vous en ai déjà fait la remarque, l'inconvénient des dessins. D'abord, il est des personnes qui mentent en planches comme elles mentent en paroles. Ensuite, sans avoir de mauvaises intentions, il est si facile d'allonger ou de dilater un peu le tube pour le rendre apparent, qu'on le rend quelquefois méconnaissable. J'ai la certitude qu'ici la fidélité de la description a été sacrifiée à l'agrément du coup-d'œil. Croyez-moi, rapportez-vous-en le plus que vous pourrez à vous-même, et méfiez-vous de ces dispositions anatomiques qui ont passé par le crayon de l'artiste.

Je puis affirmer, d'après les observations microscopiques auxquelles je me suis livré assiduement depuis quelques jours, que ni la substance blanche, ni la substance grise, ne présentent des tubes disposés régulièrement comme sur ces planches. J'ai rencontré aussi une quantité de globules bien autrement considérable qu'on ne le dit généralement.

La conformation et la disposition des globules et des tubes varient à l'infini suivant les points du système nerveux.

Si vous prenez la substance grise, vous y trouvez des globules de diverse nature et d'un volume inégal. Les petits sont beaucoup plus nombreux que les gros. Parmi les gros, il en est qui sont formés d'une seule masse, d'autres au contraire de la réunion de globules beaucoup plus grêles : quelques-uns sont assez volumineux pour en contenir plusieurs petits dans leur intérieur. Je ne me rappelle pas avoir aperçu dans la substance grise de tubes variqueux. Il est vrai que quelques micrographes prétendent que les tubes de cette substance offrent de légers renflements, mais ce seraient plutôt de simples inégalités que des nodosités véritables.

J'ai rencontré dans la substance blanche des tubes articulés remplis d'une liqueur visqueuse, mais je n'ai point vu qu'ils affectassent une direction particulière et déterminée. Cependant voici comment s'exprime M. Leuret dans son ANATOMIE COMPARÉE DU SYSTÈME NERVEUX (*t.* 1, *pag.* 172) : « J'ai enlevé deux centimètres environ de la moelle » épinière d'une anguille récemment tuée, je les » ai placés sur le compresseur, puis, par le sillon » spinal, j'ai pénétré jusque dans le canal cen- » tral, et renversant à droite et à gauche les bords » du sillon, j'ai étalé cette moelle comme un ruban. » Alors j'ai simplement rapproché les deux pla- » ques de verre du compresseur, de manière à » maintenir entre elles le ruban étalé, mais non

» écrasé. A l'aide d'un grossissement de seulement » cinquante fois, j'ai vu des fibres, des granules et » des vaisseaux sanguins partout où la substance » examinée était transparente ou demi-transpa» rente. Les fibres étaient parallèles à la longueur » de la moelle, les granules confus, les vaisseaux » sanguins bien visibles. Le sillon fulcral, très faci» lement reconnaissable, était formé par l'adosse» ment des fibres parallèles; aucune fibre ne le » traversait pour aller d'un côté au côté opposé. » En serrant la vis destinée à rapprocher l'une » de l'autre les deux plaques du compresseur, la » moelle mieux étalée et déjà écrasée en quelques » endroits, n'a plus eu d'opacité nulle part, et j'ai » pu voir partout la même structure que celle dont » je viens de parler. » J'ai cité textuellement ce passage, afin que vous puissiez répéter l'expérience telle qu'elle a été faite.

M. Leuret dit donc avoir vu dans la moelle épinière des fibres rectilignes et parallèles ; pour moi je n'ai pas été assez heureux pour les apercevoir. Mais s'il est un homme de conscience, qui mérite d'être cru sur parole, cet homme c'est M. Leuret. De ce que je n'ai pas rencontré ce qu'il assure avoir observé, je n'en conclus pas que ses observations sont inexactes. Non, certainement, c'est que je me trouvais probablement dans des circonstances différentes. Ce que M. Leuret a écrit et figuré, il l'a vu, et j'y ajoute une entière confiance.

D'après le même observateur, il existerait une notable différence entre la matière contenue dans les tubes nerveux des vertébrés et ceux des invertébrés. Chez ces derniers, cette matière consiste en un liquide séreux dans lequel se trouvent les globules. Chez les autres, c'est une substance homogène, blanche, qui a une consistance huileuse.

Je ne vous ai point parlé des travaux de M. Langenbeck, parce que les résultats qu'il a obtenus ont beaucoup d'analogie avec ceux de M. Ehrenberg. J'omets aussi de mentionner d'autres micrographes, malgré l'intérêt attaché à leurs recherches. Vous en savez assez actuellement pour avoir une idée de l'état de la science dont je m'étais proposé de vous faire un exposé rapide et non une histoire détaillée.

Nous aurons bien de la peine, messieurs, à établir quelques relations physiologiques entre la structure et les fonctions du système nerveux. Je crains que les idées si séduisantes de M. Ehrenberg sur la distinction possible des nerfs du mouvement et du sentiment par la simple inspection du microscope, ne justifient pas long-temps la faveur avec laquelle elles ont été généralement accueillies. Déjà des hommes du plus haut mérite les attaquent et élèvent contre elles de puissantes objections. Je ne puis qu'applaudir à une lutte qui consiste en un mutuel échange d'observations patientes et consciencieuses. Pour nous, nous continuerons de vérifier par l'expérience les résultats qui auront été annoncés, afin que notre enseignement, tout en embrassant les faits déjà connus, suive l'impulsion des idées et concoure aux progrès de la science.

NEUVIÈME LEÇON.

16 janvier 1839.

SOMMAIRE. Examen de la matière cérébrale dissoute dans l'eau. —Mouvements *des globules*.—Animalcules du tissu cérébral. —Système nerveux des infusoires.—Étude chimique du système nerveux.—Propriétés physiques du cerveau.—Composition chimique du cerveau.—Analyse de M. Couerbe.— —*Cérébrote*.—*Céphalote*.—*Stéaroconote*.—*Eléencéphol*.— *Cholestérine*.—Hypothèse de M. Couerbe sur la présence du phosphore dans la substance cérébrale.—Emploi thérapeutique du phosphore.

Fonctions du système nerveux central.—Expérience sur le liquide qui entoure le cerveau et la moelle.—Double mouvement du liquide visible sur l'animal vivant.—Quels seraient les résultats du frottement du cerveau sur son enveloppe osseuse.—Fongus de la dure-mère.—Le liquide empêche l'usure des os du crâne.

MESSIEURS,

Nous avons passé en revue, aussi rapidement que possible, les travaux des micrographes modernes et spécialement de M. Ehrenberg, sur l'anatomie fine du tissu nerveux. J'ai encore quelques mots à vous dire pour compléter cet exposé.

Quand on suspend dans de l'eau distillée une portion quelconque de la masse cérébrale, et qu'on examine au microscope cette sorte d'émulsion, on y voit des globules de couleur et de volume différents. Quelques-uns ont à peine un millième de millimètre. Leur nombre est prodigieux, en sorte qu'on peut les considérer comme formant la plus grande partie de la matière encéphalique. Il est vrai que par la préparation on a déchiré la trame du cerveau, et qu'il a pu se faire que les tubes, par la dissolution de leurs parois et de la liqueur qu'ils renferment, se soient changés en globules. Quelle que soit l'origine de ces petits corps, ils présentent des phénomènes extrêmement curieux, que je crois n'avoir encore été signalés par aucun observateur.

Quand ils sont placés les uns à côté des autres, on les voit s'agiter, décrire des ondulations qu'il ne faut pas confondre avec les mouvements des infusoires. Ce ne sont pas non plus des vibrations générales comme celles qui résulteraient d'un ébranlement communiqué au verre qui les supporte, ou au liquide dans lequel ils nagent : non. Ce sont des mouvements partiels, exécutés par chaque globule, un véritable déplacement dans divers sens. L'électricité ne paraît point avoir d'influence sur la rapidité ou la lenteur de ces intéressantes manœuvres : j'ai remarqué qu'en élevant la température on les accélère.

Ces oscillations moléculaires qu'on observe dans les globules nerveux, ne sont point exclusivement propres au cerveau : ils existent dans toute espèce de poudre dont les grains sont très petits. Ils sont connus sous le nom de mouvements *brouniens*, parce que c'est M. Robert-Brown qui les a le premier décrits dans la poussière fécondante des végétaux.

On a tenté différentes explications pour rendre raison de ces singuliers phénomènes. M. Dujardin pense que les globules se meuvent sous l'influence de l'éther; mais l'éther est déjà un être hypothétique, et il y aurait de l'inconvénient à admettre comme démontré ce qui n'est qu'une supposition gratuite; disons donc que le fait est encore inexplicable.

L'existence d'animalcules au sein de la nature cérébrale a été signalée par la plupart des observateurs. Un de nos physiciens les plus habiles, M. Pelletier, à qui j'avais demandé des renseignements sur ce sujet, m'a dit avoir plus d'une fois rencontré des infusoires, soit vibrions, soit monades, dans la substance du cerveau. Je n'ai eu qu'une seule fois l'occasion d'en apercevoir. C'étaient des petits corpuscules, s'agitant non pas par un mouvement oscillatoire, mais à la manière des infusoires, et parcourant tout le champ du microscope en suivant diverses allures. C'est donc une chose incontestable qu'il y a accidentellement dans la substance nerveuse de véritables animalcules. Pourquoi dans certaines circonstances en trouve-t-on, et dans d'autres n'en trouve-t-on pas? C'est ce que j'ignore. Il est des animaux qui en offrent constamment, et dans la plupart des tissus: tels sont les bactraciens.

Ces infusoires qu'on rencontre dans le cerveau sont-ils eux-mêmes pourvus d'un système nerveux qui leur soit propre? Je vous ai déjà soumis mes doutes à cet égard. La chose me paraît moins présumable encore depuis que j'ai lu l'ouvrage publié par M. Dujardin. Il est évident que M. Ehrenberg n'a supposé l'existence d'un système nerveux chez ces animaux, que d'aprés les phénomènes vitaux qu'ils présentent et non d'aprés ce que démontre leur organisation. On les voit s'allonger, se raccourcir, il est vrai, mais on n'aperçoit point d'organes moteurs ni contractiles. M. Ehrenberg prétend que ces mouvements ne peuvent s'exécuter que par les procédés qu'emploie la nature dans des animaux d'un ordre plus élevé, et il est conduit ainsi à admettre des muscles et des nerfs : je crois que c'est conclure un peu légèrement. Comme cet observateur n'a jamais vu chez les infusoires ces systèmes nerveux et musculaires, il faut regarder ses idées comme une hypothèse à vérifier, d'autant plus que les objections adressées par M. Dujardin sont tellement logiques qu'elles entraînent sans peine la conviction.

On ne peut trop admirer avec quelle patience, quel soin, des hommes d'un mérite supérieur se livrent à l'étude de ces questions anatomiques. Pourquoi la même émulation ne s'empare-t-elle pas de nos chimistes ? Si les détails de structure intime peuvent concourir un jour à éclairer les fonctions du système nerveux, à plus forte raison des connaissances précises sur les éléments matériels de la substance nerveuse seront appelées à jeter quelque lumière sur les mystérieux phénomènes dont elle est l'instrument.

Par quelle bizarrerie de l'esprit humain les chimistes qui se sont occupés avec tant de succès de l'analyse des corps inorganiques, semblent-ils négliger ce qui touche aux êtres vivants, comme si, préoccupés des objets qui leur sont étrangers, ils n'avaient pu faire un retour sur leur propre organisation. A part quelques rares travaux, que savons-nous sur la composition matérielle du système nerveux? C'est à peine si les chimistes les plus distingués de notre époque disent quelque chose de leurs propres recherchés sur cet important sujet. Je lisais encore tout récemment ce que mon illustre ami Berzélius a écrit de relatif à la chimie du cerveau, et je n'ai pas été peu surpris de voir qu'il se contente de rapporter les analyses faites avant lui, sans paraître attacher à ces questions beaucoup d'intérêt. Cependant fut-il jamais étude chimique plus riche d'avenir, plus digne du génie que celle du système nerveux? Le moindre fait découvert aurait des conséquences immenses, s'il se rattachait à quelques-unes des fonctions que le cerveau est chargé d'accomplir.

Nous avons vu que la matière cérébrale contient une énorme proportion d'eau. Il est probable que cette quantité d'eau, variable suivant les âges des individus, n'est pas sans quelque liaison avec les fonctions de l'encéphale et le développement des facultés intellectuelles. On a donné comme un des caractères anatomiques de l'aliénation mentale, l'induration de la substance nerveuse: c'est se contenter de bien peu, que de dire seulement que cette substance est plus dure. Il faut plus de précision dans l'analyse d'un fait matériel. J'aimerais mieux qu'on eût noté la quantité proportionnelle d'eau que contiennent le cerveau de l'idiot, par exemple, et le cerveau d'un homme jouissant de sa pleine intelligence. Il est difficile d'admettre que celui qui en renferme beaucoup jouisse de ses facultés au même degré que celui qui n'en a que peu.

On a injecté dans les veines de l'eau tenant en dissolution ou en suspension de la pulpe cérébrale; c'est M. Pinel-Granchamp qui a eu l'idée de faire cette expérience sur un buffle du jardin des plantes. L'animal fut tué à l'instant. Nous avons répété ces essais sur des chiens, et la mort a toujours été immédiate. Ces résultats n'ont rien qui doive vous surprendre; car, la liqueur injectée étant trop visqueuse, et ses globules trop gros pour traverser les capillaires du poumon, il y a eu arrêt de la circulation et asphyxie.

Les propriétés physiques du cerveau vous sont connues. Cet organe se présente sous la forme d'une pulpe en partie blanche, en partie grise, molle, pâteuse, grasse au toucher. Abandonné à lui-même, il se putréfie très facilement, surtout au contact de l'air : incinéré, il exhale une odeur d'osmazome. Quand on l'a fait dessécher à une douce chaleur, il se réduit en une poudre grisâtre.

La composition chimique du cerveau, indiquée par Fourcroy, Vauquelin, John, Gmelin et Kunh, a été l'objet d'un mémoire spécial présenté par M. Couerbe à l'académie des sciences, dans l'année 1834. Le travail de ce jeune et habile chimiste est le plus complet et le plus moderne que nous ayons maintenant : je vais en extraire les analyses les plus intéressantes.

D'après M. Couerbe, le cerveau contiendrait un certain nombre de substances grasses très bien caractérisées, qu'il a désignées chacune par un nom. En voici le tableau :

1° Graisse jaune pulvérulente . . . . Stéaroconote.
2° Graisse jaune élastique . . . . Céphalote.
3° Huile jaune rougeâtre . . . . Eléencéphol.
4° Matière grasse blanche de Vauquelin . . . Cérébrote.
5° Cholestérine.

De plus les sels trouvés par Vauquelin, l'acide lactique, le soufre, le phosphore, qui font partie des graisses ci-dessus nommées, comme nous allons le voir.

Les substances grasses qui composent le cerveau ne se rencontrent dans aucun autre organe. Voici leurs principaux caractères.

CÉRÉBROTE. La cérébrote, dans son plus grand état de pureté, est infusible, ne tache point le papier à la manière des huiles, et est insoluble dans l'éther. Desséchée convenablement sur un feu doux, elle devient friable et peut se réduire en poudre blanche ainsi que vous en voyez un échantillon dans cette petite fiole. Elle est facilement soluble dans l'alcool froid : son procédé d'extraction est fondé sur cette propriété.

La cérébrote est composée de :

Carbone	67,818
Hydrogène	11,100
Azote	3,399
Soufre	2,138
Phosphore	2,332
Oxygène	13,213

Telle est la composition de la cérébrote provenant d'un individu sain; mais lorsque la substance est retirée d'un cerveau d'aliéné, la quantité de carbone, d'azote, d'hydrogène est toujours constante; la proportion du phosphore seule varie. C'est ainsi que M. Couerbe dit avoir constamment trouvé depuis 3 jusqu'à 4, 4½ pour cent de phosphore dans la cérébrote extraite d'un cerveau d'aliéné.

Le même chimiste s'est assuré que la cérébrote d'idiot est très pauvre en phosphore. Il en est de même chez le vieillard.

Céphalote. La céphalote est une substance solide, d'une couleur brune, insoluble dans l'alcool, dans l'eau; soluble dans 25 parties d'éther froid. Elle se ramollit par la chaleur sans pouvoir atteindre une fluidité parfaite. Refroidie après avoir été bien desséchée, elle est élastique comme du caoutchouc.

Sa composition est la suivante :

Carbone	66,362
Hydrogène	10,034
Azote	3,250
Phosphore	2,544
Soufre	1,959
Oxygène	15,851

La quantité de phosphore est moins variable que dans la substance précédente. Cependant M. Couerbe l'a toujours trouvée plus considérable dans la céphalote des aliénés. Elle ne paraît pas changer dans celle des idiots.

Stéaroconote. Cette substance se trouve mélangée avec la céphalote dont on la sépare par l'éther qui dissout cette dernière. Elle est infusible : elle a une couleur fauve ; sa combustion donne un charbon acide. Elle n'a point de saveur ; mais elle laisse sur la langue l'impression d'une graisse. Son aspect est celui d'une poudre féculente. L'alcool ni l'éther ne la dissolvent.

La stéaroconote est ainsi composée :

Carbone	59,832
Azote	9,352
Hydrogène	9,246
Phosphore	2,420
Soufre	2,030
Oxygène	17,120

ÉLÉENCÉPHOL. Cette substance est liquide, d'une couleur rougeâtre, d'une saveur désagréable ; elle est soluble en toutes proportions dans l'éther, les huiles essentielles et grasses. L'alcool la dissout à l'aide de la chaleur, mais beaucoup moins bien que l'éther. Cette substance dissout assez bien les autres matières du cerveau qui lui donnent de la consistance. Elle offre du reste peu de propriétés remarquables. Quant à sa composition, elle est tout-à-fait semblable à celle de la céphalote, d'où il résulte que ces deux matières sont isomériques.

M. Couerbe pense que cette isomérie peut servir à expliquer un phénomène physiologique fort important, le ramollissement de la pulpe cérébrale, car la céphalote ayant la même composition, peut, sous une influence morbide, se métamorphoser en éléencéphol, dissoudre les autres matières solides du cerveau, et par là en diminuer la consistance.

Cholestérine. La cholestérine cérébrale est une matière grasse, cristallisable, qui ne diffère en rien de la cholestérine des calculs biliaires découverte par Green. Il paraît probable qu'elle est chez l'homme ce qu'est la cétine chez certains cétacés.

Traitée par l'acide nitrique, elle se transforme en acide cholestérique. L'acide sulfurique lui fait prendre une belle couleur rouge de sang.

La cholestérine du cerveau se dissout mieux dans l'alcool bouillant que celle des calculs. Toutes les deux, analysées comparativement, donnent un produit parfaitement identique,

composé de :

Carbone	84,895
Hydrogène	12,099
Perte	3,006

Telle est la composition en principes immédiats du cerveau provenant d'un individu à l'état normal. Après cet exposé chimique, M. Couerbe essaie quelques rapprochements physiologiques qui me semblent fort contestables.

Partant de ce fait que dans le cerveau de l'idiot le phosphore est en moindre quantité que dans celui de l'aliéné furieux, ce chimiste en conclut que le phosphore est le principe excitant du système nerveux. « Déjà, dit-il, en ne considérant cet élé-» ment que comme une substance inorganique, » il présente des phénomènes presque miraculeux; » que l'on juge donc maintenant quelles pourront » être ses propriétés, si on le suppose combiné à » ce principe vital qui anime l'organisme ?»

Des faits et des explications de cette nature sont trop graves pour pouvoir être admis légèrement. Il faudrait d'abord dire sur combien de cerveaux d'idiots on a agi, quel était le degré d'idiotisme et la proportion de phosphore, comparer ces données avec les analyses faites sur des cerveaux d'hommes de génie, sur d'autres d'intelligence ordinaire. Ce travail exécuté avec toute la rigueur que comportent de semblables expériences, il resterait encore à déterminer quel serait le rôle du phosphore et quelle serait la part de son action.

M. Couerbe ajoute que l'absence du phosphore dans l'encéphale réduirait l'homme à la triste condition de la brute. Le cerveau de la brute n'en contient donc pas? Par malheur, M. Couerbe a négligé de vérifier ce fait, et pourtant cela en valait bien la peine.

S'il est vrai, comme avance ce chimiste, qu'une proportion moyenne de phosphore *fait naître les plus sublimes pensées*, vous sentez quel parti on pourrait tirer de cette découverte. On ferait un homme de génie comme on coupe une fièvre intermittente. Avec quelques grains de poudre l'idiot deviendra spirituel, quelques grains encore, et il étonnera par la grandeur et la pompe de ses conceptions.

L'emploi thérapeutique du phosphore a développé, il est vrai, des phénomènes d'excitation; mais je ne sache pas qu'ils soient relatifs à la perfection de l'intelligence. Un ancien professeur de la faculté me disait un jour qu'ayant pris un demi-grain de phosphore, il avait été toute la nuit dans un état violent de priapisme, circonstance for curieuse pour lui en raison de son grand âge. Il y a en effet long-temps qu'on a reconnu que cette substance aiguillonne l'appétit vénérien, mais on n'a jamais remarqué qu'elle active ou développe les facultés intellectuelles.

Ici se termine ce que nous avions à vous dire de la composition chimique du cerveau. Maintenant nous allons attaquer les fonctions de ce viscère, étudier par une série d'expériences faites sur l'animal vivant, les phénomènes physiologiques auxquels il préside, les relations qui l'unissent aux autres appareils, en un mot cet ensemble d'actes réfléchis ou instinctifs qui constituent la vie.

Pour fonctionner normalement, le système nerveux doit se trouver dans de certaines conditions de température et de circulation. Si celle-là est trop active ou trop lente, celle-ci trop basse ou trop élevée, il en résulte le trouble, parfois même la suspension du jeu de l'encéphale.

Il paraît aussi que la pression exercée sur l'organe cérébro-spinal par le liquide qui l'enveloppe remplit un rôle important. Ce liquide n'agit pas seulement comme objet de pression ; les déplacements que lui fait éprouver la respiration ont pour résultat d'imprimer à la masse nerveuse un balancement continuel en harmonie avec les alternatives de dilatation et de resserrement de la poitrine.

Il y a long-temps que les chirurgiens avaient eu l'occasion de remarquer que le cerveau n'est pas immobile dans sa boîte osseuse. Après l'opération du trépan, à la suite de blessures qui ont emporté une partie du crâne, on voit ce viscère se gonfler pendant l'expiration, s'affaisser pendant l'inspiration, et, si le malade crie ou fait des efforts, venir faire hernie à travers la solution de continuité. Je vous ai exposé en détail le mécanisme de ces mouvements en vous parlant du flux et du reflux du fluide céphalo-rachidien, soit qu'il passe du rachis dans le crâne, soit qu'il sorte du crâne pour rentrer dans le rachis. Je n'y reviendrai pas aujourd'hui. Je veux seulement vous faire voir de vos propres yeux que le phénomène existe sur l'animal vivant, tel que je vous l'avais annoncé.

EXPÉRIENCE. —(*Lapin*). Voici un fort lapin sur lequel on a enlevé la voûte du crâne, en ayant la précaution de ne point léser la dure-mère, ni aucun gros vaisseau dont la blessure pourrait amener une hémorrhagie. L'animal est gai, vif, aussi agile qu'avant l'opération. Rien n'est changé dans ses allures, et il ne paraît nullement inquiet de son cerveau privé de son enveloppe protectrice. Vous voyez, et ceci s'aperçoit même à une assez grande distance, que la masse cérébrale se soulève légérement à chaque expiration, et retombe à l'inspiration suivante. Ce n'est point là le résultat d'une propriété contractile de la fibre nerveuse; le rhythme de ces mouvements qui coïncident avec ceux de l'expansion pulmonaire, et avec le déplacement de la couche liquide, indique qu'ils reconnaissent pour point de départ la turgescence et l'affaissement des sinus veineux du rachis et du cerveau.

Indépendamment de ces espèces d'ondulations, les physiologistes ont signalé des pulsations dans la totalité de l'encéphale, qui seraient liées avec les contractions du cœur. Ce seraient les artères de la base du crâne qui, dans ce cas, communiqueraient au cerveau des battements isochrones à la dilatation et au resserrement de leurs parois. Nous nous sommes expliqués sur la transmission mécanique de ces battements : toutefois je me permettrai une réflexion.

Il est très possible que souvent on ait attribué au choc artériel ce qui appartenait à la respiration, surtout quand on pense que les chirurgiens qui ont eu l'occasion de faire ces remarques n'étaient pas en général très forts physiologistes. L'erreur sera d'autant plus facile, que l'accélération des mouvements respiratoires du patient aura occasionné plutôt des palpitations de la masse cérébrale qu'une succession régulière d'augmentation et de diminution du volume de l'organe.

Tant que le cerveau est contenu dans son enveloppe osseuse, celle-ci supportant la pression de l'atmosphère, il est comme suspendu au milieu du liquide céphalo-rachidien, et il ne doit prendre qu'une part très faible aux légères causes de déplacement qui agissent à sa surface. Vous enlevez sur un animal la voûte du crâne : les conditions physiques ne sont déjà plus les mêmes. Le poids de l'air fait refluer le liquide à l'intérieur du rachis, les méninges se rapprochent de l'encéphale, de manière à se mettre en contact immédiat avec sa superficie. La face inférieure du cerveau s'applique plus exactement sur la base du crâne, par suite du retrait de la couche liquide qui l'en séparait, et alors on conçoit comment des battements, très faibles avant l'expérience, deviennent après très manifestes. Le rapprochement des os et de la pulpe nerveuse permet aux artères de soulever en se dilatant la masse qui pèse sur elles, tandis qu'auparavant les effets de cette dilatation se perdaient dans le liquide.

C'est ainsi que je crois pouvoir expliquer le double mouvement dont est agité le cerveau. Le premier est lié à l'acte respiratoire, le second aux pulsations artérielles.

Il est difficile sur le lapin d'apercevoir ce second mouvement. Le premier au contraire est très marqué, surtout quand je pince la queue de l'animal; car alors les efforts que provoque la douleur s'opposent à l'entrée du sang veineux dans la poitrine, et font gonfler les sinus rachidiens.

Voilà donc un premier fait sur lequel vous pouvez déjà vérifier l'importance des considérations générales que nous vous avons exposées dans les leçons précédentes. La connaissance d'une couche liquide dans le crâne, de ses déplacements, des causes qui facilitent ou retardent la marche du sang veineux, la disposition physique des sinus, leurs alternatives de vacuité et de réplétion, tout cela vous sert à expliquer ces mouvements dont l'encéphale est le siége.

S'il y avait contact parfait et immédiat entre le cerveau et ses membranes, celles-ci transmettant sans cesse à la boîte crânienne le choc de la masse cérébrale, finiraient à la longue par l'user et l'amincir. Voyez ce qui arrive dans l'anévrysme. Si la poche anévrysmale est voisine d'un os, les battements de cette poche ébranlent peu à peu les lamelles osseuses, et finissent par creuser une excavation profonde. C'est ainsi qu'on a vu la face postérieure et inférieure du fémur détruite dans une partie de son épaisseur, loger une portion de la tumeur formée par un anévrysme de l'artère poplitée. L'os était d'ailleurs parfaitement sain; ce qui prouve que la perte de substance qu'il avait éprouvée ne dépendait pas d'une maladie propre à son tissu, mais bien d'un travail et de résorption.

La même chose s'observe pour les os du crâne dans la maladie appelée fongus de la dure-mère, et vous en concevrez aisément le mécanisme. Comment agit un corps dur, fibreux, développé sur cette membrane? En refoulant les parois osseuses en dehors, et en pressant en dedans la substance nerveuse. Il ne reste pas immobile, puisqu'il repose immédiatement sur le cerveau, et que ce viscère est continuellement agité de pulsations isochrones au pouls. L'absence de liquide en ce point imprime donc aux corps étrangers des battements analogues à ceux du sac anévrysmal, et les os du crâne s'amincissent graduellement, deviennent friables et raréfiés au point de subir une perforation complète. Aucun os n'y résiste, et remarquez que c'est toujours la face interne qui disparaît la première, puis le diploé, puis la face externe.

La présence du liquide céphalo-rachidien autour de l'encéphale a donc, entr'autres usages, celui de prévenir des frottements qui à la longue pourraient amener quelque modification physique dans la solidité des parois du crâne.

Nous commencerons dans la prochaine séance

une série d'expériences sur les propriétés et les fonctions du système nerveux. Je veux que tous les faits physiologiques que possède la science vous soient exposés avec autant d'évidence que celui que vous venez d'avoir sous les yeux. C'est à cette condition seulement que vous aurez acquis et que vous saurez conserver de légitimes convictions.

DIXIÈME LEÇON.

18 janvier 1839.

SOMMAIRE. Mouvement particulier du cerveau signalé par M. Purkinje.—Propriétés de certaines parties du cerveau semblables chez l'homme et les animaux.—Du mouvement.—De la sensibilité.—Déterminer les points sensibles du système nerveux.—Expériences sur la sensibilité du cerveau.—La face supérieure des hémisphères cérébraux est insensible au toucher et aux piqûres.— Sensibilité des parties profondes des hémisphères.—Influence des enveloppes cérébrales sur les fonctions du cerveau.—Expérience sur la sensibilité du cervelet.—La face supérieure des lobes cérébelleux est insensible au toucher et aux piqûres.—Parties jouissant d'une sensibilité exquise.—Expérience sur la sensibilité du corps calleux.—Extraction des lobes cérébraux.—Degré de sensibilité du corps strié.—Cinquième paire.—Expérience sur la sensibilité de différentes parties du cerveau.—Combien on est loin de connaître ce qui appartient aux diverses parties de l'encéphale.

MESSIEURS,

Nous avons étudié sur l'animal vivant les mouvements dont le cerveau est le siége ; vous en possédez la théorie, aussi n'y reviendrai-je pas. Il est un autre mouvement qui vient d'être signalé et décrit tout récemment par M. Purkinje. Beaucoup d'entre vous n'en ont peut-être pas entendu parler, car il est bien moins généralement connu.

M. Purkinje qui a fait déjà des travaux fort remarquables sur le mouvement vibratoire qu'on observe dans certaines parties des animaux, dit avoir constaté quelque chose d'analogue dans le cerveau humain. On sait aujourd'hui qu'en plaçant un fragment de membrane muqueuse au foyer du microscope, on voit à sa surface libre une multitude de petits prolongements, de petits cils, agités d'une sorte de frémissement ondulatoire. Le même phénomène se rencontre chez plusieurs animaux tels que l'huître, la moule et autres mollusques. Il est surtout très marqué dans l'enveloppe vésiculeuse qui revêt certains polypes. D'après M. Purkinje diverses parties du cerveau offriraient les mêmes mouvements. Ainsi des lames minces de substance nerveuse telles que la bandelette demi-circulaire, la voûte à trois piliers, le *septum lucidum*, seraient hérissés de petites aspérités vibrantes très visibles au microscope. Je n'ai point eu l'occasion encore de vérifier l'exactitude de cette description. Dans tous les cas, bien que curieux à noter, le phénomène n'éclairerait en rien l'histoire physiologique du système nerveux.

Puisque l'anatomie microscopique pas plus que la physique, pas plus que la chimie, ne nous apprend rien touchant les propriétés de l'encéphale et de ses dépendances, interrogeons l'expérience. Celle-ci déjà nous montre un fait immense, c'est que parmi ces propriétés il en est un bon nombre qui sont entièrement semblables chez l'homme et chez les autres animaux. Songez quelles conséquences découlent de ce premier résultat! Vous voulez savoir comment se comporte tel faisceau, tel filament nerveux chez l'homme ; attaquez ce filament, ce faisceau chez l'animal, vous pourrez conclure de l'animal à l'homme. Ce qui est vrai pour le premier, l'est aussi pour le second. Mêmes fonctions, mêmes usages chez tous les deux.

Ainsi se trouve levée une des plus grandes difficultés de l'étude du système nerveux. Du moment que nous pouvons arriver jusqu'à l'homme, sans passer par l'homme lui-même, rien ne doit nous arrêter. La vie de quelques animaux n'est rien quand il s'agit de sauver ou de prolonger celle de ses semblables.

N'allez pas croire cependant que toutes les propriétés de notre système nerveux soient littéralement les mêmes chez les animaux : non. Il en est qui nous sont propres et que nous ne partageons avec aucune autre. Celles-là forment une classe à part. Mais d'un autre côté, nous en trouvons d'autres qui sont communes à l'homme et à la brute ; c'est à elles seules que j'ai voulu faire allusion, car seules elles doivent maintenant nous occuper.

Ce que nous n'osons faire sur l'homme, la nature, expérimentateur moins scrupuleux, se charge de l'exécuter. Combien de maladies du cerveau ou de la moelle ne sont que la reproduction fidèle de nos expériences !

La pathologie du système nerveux n'est donc autre chose que la physiologie expérimentale appliquée à l'homme. Comment en effet reconnaître qu'un organe fonctionne mal, si on ignore comment il fonctionne, quand il fonctionne bien ? Il ne s'agit pas d'avoir des idées, de créer des suppositions. A l'expérience seule appartient le privilége de dire quelque chose de positif à cet égard. Tant qu'elle ne s'est pas prononcée, on ne doit rien affirmer.

Par quelle voie allons-nous procéder pour examiner les fonctions du système nerveux ?

Il est deux phénomènes qui dominent tous les autres, et qui sont caractérisés, le premier par la faculté de sentir, le second par la faculté de se mouvoir. Ce sont ces phénomènes qui doivent d'abord arrêter notre attention, car tous les autres peuvent y être rattachés. *Se mouvoir, sentir,* tel est le propre de l'existence.

Les mouvements sont généraux quand il y a déplacement, transport d'un corps vivant. Ils sont relatifs quand certaines parties seulement de ce corps se meuvent, les autres restant immobiles. Cette propriété locomotive est liée à l'existence du système nerveux, bien qu'elle se montre même chez des invertébrés qui n'offrent aucune trace apparente de ce système. Mais vous savez que pour éviter toute contestation, nous ne parlons que des animaux dont l'organisation se rapproche de la nôtre. Chez ceux-ci donc le mouvement est sous la dépendance du système nerveux.

Il en est de même du sentiment. C'est au système nerveux qu'aboutissent toutes nos sensations, soit qu'elles viennent du dehors, soit qu'elles naissent en dedans de nous-mêmes. Les animaux pourvus de sensibilité ont tous un système nerveux, à l'exception toutefois de ces êtres inférieurs dont nous venons de vous parler à l'instant.

On se borne en général à faire l'anatomie des cadavres. Mais il est une autre anatomie d'une bien plus haute importance; c'est celle qui consiste à étudier les organes alors qu'ils fonctionnent et qu'ils prennent part au grand acte de la vie. Si vous voulez savoir quelles sont dans l'organisme les parties qui président au mouvement, les parties qui président à la sensibilité, il vous faut nécessairement choisir pour objet de recherches, un être qui sente et se meuve.

La première question que nous nous proposons de résoudre est celle-ci : Déterminer les points sensibles du système nerveux.

Toutes les parties du cerveau jouissent-elles d'une égale sensibilité? En est-il qu'on puisse impunément couper, lacérer, sans provoquer de douleur, tandis que d'autres soumises au plus léger attouchement, s'accompagneraient de tous les signes d'une sensibilité exquise ? De même il sera curieux de vérifier si les deux racines d'origine des nerfs rachidiens, si les faisceaux antérieurs et postérieures de la moelle épinière sont affectés également au mouvement et au sentiment. Enfin, prenant chaque cordon nerveux à part, nous examinerons s'il est, et à quel degré il est sensible.

Expérience (*Lapin*). Voici un lapin qu'on a disposé pour ce genre d'expérience. La voûte du crâne a été soigneusement enlevée, et vous apercevez la dure-mère cérébrale reconnaissable à sa couleur, à sa forme qui paraît moulée sur les hémisphères, et aux battements qui lui sont imprimés par les mouvements de la respiration et les contractions du cœur.

Je vais inciser les méninges afin de mettre à nu le cerveau. Ces membranes sont quelquefois sensibles, et quelquefois elles ne le sont pas. Ici je coupe la dure-mère sans que l'animal paraisse s'en apercevoir.

Voilà l'encéphale dépouillé de ses enveveloppes osseuses et membraneuses. Aux dimensions près, la disposition de ce viscère chez le lapin rappelle parfaitement celui de l'homme; car on y retrouve pareillement des hémisphères unis par une commissure transversale, des circonvolutions, le corps strié, la couche optique, les tubercules quadrijumeaux, une petite masse qui correspond au cervelet, un bulbe rachidien, enfin tout ce qui appartient au cerveau humain. Voyons maintenant quelles sont les parties sensibles. Nous allons juger de la sensibilité par les mouvements qu'exécutera l'animal. Dans d'autres circonstances nous jugerons des mouvements par la sensibilité.

Je touche avec un stylet mousse la face supérieure de l'hémisphère droit : pas de traces de douleurs. Je répète l'expérience sur la gauche, même insensibilité. Je promène l'instrument sur tous les points de la superficie du cerveau, sans que l'animal paraisse en avoir la conscience. Ces parties ne jouissent donc pas de la sensibilité tactile.

Ne croyez pas que cette absence de sensibilité dépende d'un affaissement général produit par la préparation elle-même. La preuve que notre lapin est encore susceptible d'impressions, et qu'il n'a point perdu sa faculté de sentir, c'est que, si je touche la peau du crâne sur le trajet de l'incision, il s'agite, se débat et veut s'enfuir.

Actuellement je vais enfoncer un stylet pointu dans l'épaisseur même de la substance cérébrale, sans toutefois le faire pénétrer jusqu'à la base du crâne. Nous allons ainsi juger du degré de sensibilité de la couche supérieure et moyenne des hémisphères.

Je pique le lobe antérieur : rien ; le lobe moyen : rien encore ; le postérieur : pas davantage de douleur. L'animal ne cligne pas la paupière, et ne fronce pas même les longs poils de ses lèvres, bien que l'instrument soit entré à quatre ou cinq lignes de profondeur. Que je pique au contraire les téguments voisins, vous le voyez faire des bonds et manifester de vives souffrances.

Attaquons maintenant les parties plus profondes. Vous allez voir qu'on peut enfoncer un stylet de manière à traverser tout l'hémisphère de la voûte à la base du crâne, sans produire de douleur. Mais il faut bien prendre garde de toucher certains points plus en arrière qui jouissent d'une exquise sensibilité. Évitez aussi de diriger l'instrument du côté de la fosse ethmoïdale, le long de la petite aile du sphénoïde, car vous vous exposerez à toucher une des branches de la cinquième paire, ce nerf sensible par excellence. Piquant simultanément plusieurs parties, vous pourriez alors vous méprendre sur le siége d'où partirait la douleur.

J'enfonce perpendiculairement le stylet dans l'hémisphère droit à la réunion de son tiers antérieur avec ses deux tiers postérieurs. Je sens la pointe de l'instrument arrêtée par la base du crâne. Nous sommes à peu près au niveau du corps strié qui est aussi traversé de part en part. Cependant l'animal ne manifeste pas la plus légère souffrance, et rien n'est changé dans son attitude et l'expression de sa face.

Je répète l'expérience sur l'hémisphère opposé, et les résultats sont également négatifs.

Il en est donc de la couche inférieure de la substance du cerveau, comme de la couche moyenne, comme de la couche supérieure : ces parties ne jouissent point d'une sensibilité apparente.

Aux cris que vient de pousser l'animal, à l'agitation qui s'est subitement emparée de tout son corps, vous avez jugé que j'avais touché à un point très sensible. C'est qu'effectivement j'ai piqué une des branches de la cinquième paire. Nous reviendrons plus tard sur ce nerf; j'ai voulu seulement vous faire voir que s'il est des portions du système nerveux complétement dépourvues de sensibilité, il en est d'autres qui sont tellement sensibles que le moindre attouchement s'accompagne des plus vives souffrances.

Second lapin. L'animal est dans une tout autre disposition que le précédent; car l'expérience qui va être faite sur lui exigeait une préparation particulière. Nous voulons vérifier maintenant si le cervelet est un organe sensible. Il nous a donc fallu enlever la portion occipitale du crâne jusqu'à la première vertèbre cervicale. Ces deux animaux ne gardent pas la même attitude. Le premier a les oreilles couchées, et il a de la disposition à marcher. Le second, celui qui va nous servir, a les oreilles dressées, mais il semble éprouver de la répugnance à se mouvoir. Ces différences tiennent au mode d'opération qu'ils ont supporté pour être propres aux recherches dont ils devaient être l'objet.

Je vous ferai remarquer que les enveloppes cérébrales exercent une grande influence sur la manière dont le cerveau fonctionne. Ainsi certaines blessures qui s'accompagnent de troubles considérables du système nerveux paraîtraient, par leur siége et la gravité de leurs symptômes, avoir intéressé la substance même du tissu encéphalique, qui pourtant ont limité leur action aux méninges. L'enlèvement d'une rondelle osseuse, dans l'opération du trépan, détermine parfois des accidents nerveux, bien que la dure-mère n'ait pas été blessée. Qui ne sait que dans les altérations des membranes cérébrales, désignées par l'épithète générale de *méningite*, on trouve souvent la superficie du cerveau parfaitement intacte, alors même qu'il y a eu pendant la vie des convulsions, du délire, et tous les signes d'une profonde perturbation nerveuse ?

Ne soyez donc pas surpris que cet animal paraisse plus abattu que si la même blessure existait autre part qu'au voisinage du cerveau. Peut-être ici la température joue-t-elle le principal rôle. Il n'y aurait rien d'impossible à ce que l'impression de l'air froid sur ces membranes ne réagît sur leurs propriétés physiques et vitales.

Toujours est-il que voici la partie postérieure du cervelet et l'extrémité supérieure de la moelle mises à nu. L'ouverture extérieure a été faite entre la première vertèbre cervicale et le bord de l'occipital.

Je vais d'abord donner issue au liquide céphalo-rachidien. Je pique la dure-mère en ce point. Le liquide vient de sortir en formant un petit jet, et vous remarquez que l'écoulement qui s'était suspendu, se reproduit chaque fois que l'animal fait de fortes expirations. C'est que les portions de liquide qui étaient restées dans le rachis ou le crâne, se trouvant chassées par le gonflement des veines et du sinus veineux, sont dirigées vers le point où la pression a diminué.

Avec un bistouri introduit par la piqûre de la dure-mère, j'incise crucialement cette membrane. Maintenant que nous voilà arrivés au tissu nerveux dépouillé de ses enveloppes, faisons notre expérience.

Je touche avec un stylet mousse la surface du cervelet ; l'animal ne paraît pas souffrir.

J'enfonce un petit bistouri dans la substance même du cervelet : pas d'apparence de douleur. La lame est plongée successivement dans divers points de cet organe, sans toutefois pénétrer trop profondément, et rien n'indique que l'animal éprouve la moindre sensation pénible.

Je recommence l'expérience. Le point que je pique en ce moment est l'extrémité du lobule du cervelet : aucune trace de souffrance ne se manifeste.

Il en est donc du cervelet comme du cerveau ; certaines parties ne sont pas sensibles.

Voulez-vous maintenant juger combien d'autres endroits sont doués d'une exquise sensibilité, je n'ai qu'à enfoncer le bistouri un peu davantage, et vous allez voir quelles douleurs on développe. Vous apercevez, et ce sont surtout les personnes voisines de moi, vous apercevez sur les côtés du quatrième ventricule, deux petits prolongements médullaires qui vont de la moelle au cervelet (*processus cerebelli ad medullam oblongatam*). Je vais en piquer un, le droit. Vous avez été avertis de la piqûre par le saut convulsif qu'a fait l'animal. Nous reviendrons plus tard sur les autres phénomènes qui accompagnent la lésion du pédoncule du cervelet. Qu'il nous suffise pour le moment d'avoir constaté qu'en blessant cette portion du bulbe rachidien, on produit une souffrance excessive, et des désordres qui retentissent dans tous les points de l'organisation.

L'animal n'est pas mort encore, cependant son état est des plus graves.

Répétons sur le processus gauche la même expérience que sur le droit. L'animal vient de faire un bond, et il est retombé sur le côté, à peu près privé de vie : c'est que l'instrument a touché le cordon médullaire.

Ne croyez pas que les phénomènes qui appartiennent au système nerveux cessent immédiatement en même temps que la vie : ils persistent au contraire pendant quelques moments encore. Ainsi, je vais enlever les lames des vertèbres cervicales, après avoir fendu par une longue incision la peau de la face postérieure du cou, et vous allez voir que les racines des nerfs spinaux conservent leurs propriétés respectives.

J'ai pincé l'une des racines antérieures : l'animal remue comme s'il était vivant. Il reste maintenant sans mouvement, car je pince une racine postérieure.

Nous pourrions aussi comparer ensemble les faisceaux de la moelle; mais comme nous ferons sur ce sujet des expériences spéciales, je préfère passer outre.

D'après ce que nous venons de voir, vous devez avoir déjà une idée générale des différences que présentent les divers compartiments de la masse encéphalique dans leur faculté de percevoir les impressions tactiles. Sur cet animal on a pu piquer les lobes du cervelet, sans développer le plus léger indice de douleur; mais arrive-t-on aux pédoncules cérébelleux, la douleur paraît atroce : fait inexplicable par l'anatomie, et qui montre combien nous sommes loin de pouvoir rattacher les fonctions à la structure!

Troisième lapin. On a enlevé sur cet animal la voûte du crâne et la dure-mère sous-jacente : vous voyez donc le cerveau à découvert.

Sur la ligne médiane, entre les hémisphères, est un corps qui a joui pendant quelque temps d'une certaine réputation; car on n'y plaçait rien moins que le siége de l'âme : c'est le corps calleux. Qui se serait jamais avisé qu'un organe chargé d'une si noble mission fût insensible? Il l'est pourtant, ainsi que vous pouvez vous en assurer de vos propres yeux. J'ai beau enfoncer ce stylet dans l'épaisseur du corps calleux, en avant, en arrière, et sur les côtés, l'animal ne manifeste aucun signe d'étonnement ou de douleur. Il ne semble même pas se douter qu'on s'occupe de lui.

Maintenant je vais plus loin. Puisque les hémisphères cérébraux ne jouissent point d'une sensibilité apparente, essayons de les enlever par portions, et de voir quels seront les effets de cette perte de substance.

Je coupe avec la lame d'un scalpel une tranche de substance cérébrale : l'animal reste impassible, bien que les deux hémisphères soient entamés.

J'enlève une nouvelle tranche de chaque côté : même calme. La sensibilité générale est-elle donc paralysée ? Non, car je viens de pincer la peau de l'animal, et vous l'avez vu s'enfuir en courant, et en manifestant une désagréable surprise.

Je continue à extraire du crâne des segments de cerveau. Voici le ventricule latéral droit ouvert, la voûte et le septum lucidum enlevés : le corps strié paraît au fond de la plaie. Je pique ce corps avec une aiguille enfoncée d'arrière en avant, et non d'avant en arrière de peur de toucher des parties sensibles : l'animal conserve toute son impassibilité.

Je répète sur l'hémisphère gauche les mêmes soustractions. C'est en vain que je transperce le corps strié de ce côté ; les résultats sont toujours négatifs.

Vous avez remarqué que depuis que l'animal est en expérience il a fait très bonne contenance. Il est assis tranquillement sur son train de derrière, regardant de droite et de gauche, se frottant les barbes avec sa patte, changeant de place plutôt par désœuvrement que pour fuir la douleur. On peut donc affirmer qu'il ne souffre que très médiocrement.

Ce que nous observons sur ce lapin, on a eu maintes fois l'occasion de le vérifier sur l'homme, non pas bien entendu dans des circonstances semblables, mais à la suite de blessures du crâne et de déchirures du cerveau. Les deux hémisphères ont pu être labourés par une balle sans qu'il en résultât des troubles nerveux, autres que ceux qui accompagnent en général toute espèce de plaie de tête, sans lésion de la substance cérébrale. On a vu des portions de obes, des lobes entiers écrasés ou arrachés, et la mort ne s'en est pas immédiatement suivie. Souvent même les malades ont conservé l'intégrité de leurs mouvements et le libre exercice de leurs facultés intellectuelles.

La presque totalité des hémisphères cérébraux est enlevée sur cet animal; cependant nous n'observons encore rien d'extraordinaire.

Le voilà qui crie, qui s'agite, qui fait des culbutes : c'est que j'ai touché avec l'instrument la cinquième paire à son passage à la pointe du rocher. Attendons quelques instants, l'orage va se dissiper, et l'animal va redevenir tranquille.

Tout est calme. Examinons maintenant ce qui arrive quand on touche aux couches optiques.

Je pique celle du côté droit. L'animal a fait un mouvement comme s'il venait de ressentir une douleur assez vive. J'enfonce le stylet un peu plus en arrière, la souffrance paraît augmenter.

Je pique la couche optique gauche : mêmes phénomènes que sur la droite.

L'animal paraît maintenant fatigué et souffrant ; nous allons en prendre un autre.

Quatrième lapin. D'après ce que nous venons de voir, nous savons que, pour arriver au cerveau, il n'est pas besoin de prendre autant de précautions qu'on serait d'abord porté à l'imaginer. Une incision parallèle à la suture longitudinale supérieure suffit pour diviser les téguments qu'on renverse ensuite à droite et à gauche. Cela fait, on enlève avec un fort bistouri la voûte du crâne et la portion du cerveau logée dans sa concavité. Voilà donc d'un seul coup les hémisphères mis à nu sur ce lapin. La perte de substance qu'ils ont éprouvée n'a exercé aucune influence sur l'état moral et physique de l'animal qui s'inquiète fort peu, du moins à en juger à son maintien, de l'opération à laquelle il a été soumis.

Puisque nous avons commencé, enlevons les lobes cérébraux à l'exception des parties qui en constituent la base.

Voici un hémisphère extrait : voici l'autre hémisphère extrait pareillement. L'animal ne s'en est pas aperçu.

Le corps strié paraît dans toute son évidence. Je le traverse avec une aiguille, et vous constatez, comme tout à l'heure, qu'il est insensible.

Si vous piquiez plus en arrière, vous obtiendriez des traces non douteuses de sensibilité : celle-ci même est dans certains points développée à un degré extraordinaire.

Prouvons par une expérience que le tubercule optique est sensible. Je le transperce avec un stylet fin, et aussitôt l'animal se débat, paraît en proie à une vive anxiété, et offre diverses contorsions. Ce n'est pas ici le moment d'insister sur ces variétés de poses et d'allures; contentons-nous d'avoir prouvé que la sensibilité n'est pas également répartie dans tous les points de l'encéphale.

Combien, messieurs, vous avez dû être frappés de résultats aussi extraordinaires, obtenus par de simples vivisections ! Comment le cerveau, cet organe par excellence, a pu être enlevé presque en totalité sans que l'animal en fût troublé, sans qu'il ressentît même le contact de l'instrument qui servait à le mutiler ! Mettez donc un de ces philosophes beau-parleurs et beau-penseurs, en face des faits de cette nature. Qu'ils nous expliquent quelles relations il y a entre l'engencement moléculaire de l'appareil nerveux et nos facultés sensitives et motrices; qu'ils nous expliquent surtout comment la soustraction de presque tout le le cerveau ne change rien ou presque rien aux propriétés qu'on supposait résider dans les endroits qui ont pu être impunément détruits.

Nous avons à peine fait un pas dans la voie de ces recherches, et déjà nos connaissances embrassent la solution d'une multitude de questions. Continuons ces études expérimentales. Ce n'est pas en physiologie qu'on invente : le grand art consiste à trouver.

ONZIÈME LEÇON.

23 janvier 1839.

SOMMAIRE. Expériences sur la sensibilité du cerveau examinée dans les quatre classes des vertébrés.—Pigeon dont la tête est traversée par des aiguilles.—Application des expériences à la pathologie.—Hémiplégies consécutives à l'hémorrhagie du cerveau.—Phénomènes qui caractérisent la résorption du caillot.—Cas pathologique.—Expériences sur la compression du cerveau par un épanchement.—Anecdote relative à un voyage du professeur à Londres.—Expériences sur l'extraction complète des lobes cérébraux.—Expérience sur la glande pinéale, les rênes de l'âme, la glande pituitaire et diverses autres parties.

MESSIEURS,

Nous avons déjà constaté que tous les points de la masse encéphalique ne jouissent pas d'une égale sensibilité. Ce fait, tout simple qu'il paraît, était important à vérifier, car il contrarie bien des théories, et, à ce titre, il a dû être le prétexte de nombreuses contestations. Je ne connais pas aujourd'hui de questions plus graves dans la physiologie du système nerveux que la classification expérimentale des parties sensibles ou insensibles du cerveau. Un nerf tire son origine de tel point, sera-ce un nerf du mouvement ? sera-ce au contraire un nerf de la sensibilité ? Si ses racines plongent dans un endroit sensible de l'organe cérébro-spinal, vous aurez déjà de fortes présomptions pour croire que ses usages sont relatifs à la faculté de percevoir les sensations. S'il naît d'un endroit moteur, il est probable qu'il est destiné au mouvement. Toutefois, remarquez que ce ne sont là que de simples inductions, et qu'il ne faut jamais négliger de vérifier par l'expérience les propriétés d'un nerf; car ce qui paraît logique n'est pas toujours vrai. Si l'observation directe sanctionne vos prévisions, vous n'aurez pas à regretter une épreuve inutile, mais bien à vous applaudir d'une certitude de plus.

Ce n'est pas seulement aux mammifères, c'est à la généralité des animaux vertébrés que la distinction des parties sensibles et insensibles du cerveau est applicable. Nous allons en juger sur quelques-uns.

Expériences (*Chien*). Je veux vous montrer que le cerveau du chien est analogue à celui du lapin quant à la distribution de la sensibilité. La même remarque a été faite sur le cerveau de l'homme, à la suite de blessures qui avaient lésé ou mis à nu la substance cérébrale.

Le chien qui va nous servir à cette expérience est jeune et paraît très impressionnable. La vivacité de ses allures fera facilement apprécier ses moindres souffrances.

On a enlevé avant la leçon une petite rondelle des parois crâniennes afin d'arriver à l'encéphale sans une trop grande plaie. Les téguments qui recouvraient le point osseux où a été appliquée la couronne du trépan, sont renversés au dehors. J'ai incisé la dure-mère, pour que l'instrument pénétrât directement dans la pulpe nerveuse, sans toucher sur son passage des tissus membraneux qui pourraient être sensibles, et par conséquent compliquer les résultats de l'expérience.

J'enfonce assez profondément un stylet à la partie supérieure et moyenne du lobe gauche : l'animal ne bouge pas. Je pique le cerveau dans diverses directions, avec la précaution de ne pas diriger sa pointe trop en arrière ni trop en bas : vous n'apercevez aucuns mouvements. Cependant l'animal paraît inquiet, et il n'attend que la plus légère sensation douloureuse pour s'agiter. En voulez-vous une preuve ? Il vient de dresser et de secouer trés vivement les oreilles, bien que pourtant je n'aie fait que toucher avec l'instrument la plaie des téguments.

Vous voyez du sang sortir en assez grande abondance de l'ouverture faite au crâne. Ce sang ne provient ni des méninges ni du tissu cérébral, mais de la substance diploïque des os qui sont creusés, comme vous le savez, d'un nombre considérable de canaux veineux. On le voit sourdre des alvéoles osseuses, l'instant aprés qu'on vient de l'éponger.

Je pourrais sur cet animal répéter les expériences que j'ai faites devant vous à la dernière séance sur un lapin : nous aurions des résultats identiques. J'ai varié de mille manières tous ces procédés d'exploration, et je suis constamment arrivé aux mêmes conséquences. C'est donc un fait irrécusable que cette inégale distribution de la sensibilité dans les divers compartiments qui constituent la masse encéphalique.

Pigeon. Comme chez le pigeon les parois du crâne sont minces, on peut piquer le cerveau en les traversant simplement sans produire de pertes de substance aux os. Aussi, sur cet animal, les téguments ont été conservés intacts.

J'enfonce une épingle verticalement à la partie moyenne et supérieure de l'hémisphère droit : aucuns signes extérieurs n'indiquent qu'il y ait eu douleur autre que celle qu'a déterminée la piqûre de la peau.

Je répète la même expérience sur l'hémisphère gauche : les résultats sont également négatifs.

La première des épingles est enfoncée un peu plus antérieurement que la seconde. Toutes deux ont pénétré jusqu'à la base du crâne. Cependant nous n'avons pas provoqué de douleur, parce que les organes sensibles sont situés plus en arrière.

J'enfonce dans le pariétal droit une épingle dont la pointe vient ressortir par le pariétal gauche : le cerveau se trouve ainsi *embroché* transversalement.

Une seconde épingle traverse l'hémisphère droit en passant par le frontal et l'occipital : elle croise la direction de la précédente, en suivant une direction antéro-postérieure.

Je transperce avec une autre épingle l'hémisphère gauche. La tête de l'animal fait donc ici l'office d'une sorte de pelote.

Cependant qu'observez-vous du côté de la sensibilité? pas la plus légère modification. L'animal n'a rien perdu de sa vivacité et de sa gentillesse, et il ne prend aucun souci de l'aigrette métallique dont nous avons armé sa tête. Ne croyez pas qu'il succombe de sitôt à cette opération. J'ai eu chez moi pendant plusieurs semaines des pigeons dont le crâne et le cerveau étaient criblés d'épingles, et ils continuaient à voler et à roucouler comme par le passé sans rien changer à leurs habitudes. C'était même un spectacle assez original que celui de ces oiseaux, lorsque le soleil faisait reluire les dards éclatants qui traversaient leur tête.

Pour qu'il ne survienne aucun accident, il faut, autant que possible, laisser les épingles en place. Si vous les enlevez, une hémorrhagie pourrait avoir lieu, et le sang fourni par les vaisseaux coupés s'accumuler en quantité assez notable pour comprimer le cerveau. Il faudrait prendre garde alors d'attribuer à la piqûre du tissu cérébral ce qui ne serait que l'effet de la compression exercée par le sang à l'intérieur du crâne sur des organes importants.

Les médecins, dès la plus haute antiquité, avaient reconnu les dangers qu'accompagne l'extraction d'un corps étranger enfoncé dans une blessure. Qui de vous ne se rappelle les circonstances qu'on dit avoir accompagné la mort d'Épaminondas?

Nous conserverons ce pigeon, et nous vous le montrerons à notre prochaine réunion.

Grenouille. J'enfonce une aiguille dans la tête de cette grenouille, de manière à percer de part en part les deux hémisphères à leur partie antérieure. L'animal ne donne aucune marque de souffrance. Je viens de le poser sur ma table, et il se met à marcher et à sauter comme auparavant.

Il est vrai de dire que la grenouille n'est pas très favorablement disposée pour manifester ses sensations de plaisir ou de douleur, et qu'il est difficile de se rendre compte de ce qu'elle éprouve. Cependant nous sommes en droit de conclure, surtout d'après nos expériences précédentes, que le cerveau dans les bactraciens est insensible comme chez les autres vertébrés. Aucun motif n'étant de nature à nous faire soupçonner ici une exception, nous devons, s'il y a doute, nous en rapporter à la règle générale.

Vous remarquerez aussi que rien n'est changé dans le mouvement. L'animal conserve toute la liberté de ses allures.

Carpe. Nous avons constaté l'insensibilité des lobes cérébraux dans la classe des mammifères, des oiseaux et des reptiles : nous allons maintenant parler des poissons.

Voici une carpe pleine de vie et d'agilité. Vous la voyez nager dans son baquet, et esquiver adroitement la main qui veut la saisir. Elle est dans les meilleures conditions possibles pour le genre de recherches auxquelles nous nous livrons.

Je la prends et la mets hors de l'eau. J'essaie vainement de percer le crâne avec une épingle, les os sont trop épais : il me faut me servir d'un petit marteau pour l'enfoncer. Les secousses communiquées par le choc de l'instrument doivent nécessairement faire souffrir l'animal; aussi allons-nous le laisser se remettre un peu avant d'examiner s'il se meut et sent comme auparavant.

Maintenant que les deux hémisphères sont embrochés à leur partie antérieure par l'épingle, et que quelques instants se sont écoulés, je replace l'animal dans son baquet. Le voilà qui nage comme auparavant. Il va de droite à gauche, accélère ou ralentit sa marche, suivant son caprice. Même adresse pour glisser entre les doigts quand on croit le tenir ; et pourtant il porte avec lui le trait dont son cerveau a été percé.

Cet animal souffre-t-il ? rien ne l'indique. A-t-il perdu quelque chose de la faculté de se mouvoir? on ne peut le supposer, à voir la manière dont il se comporte.

— Il en est donc des poissons comme des autres vertébrés ; certaines parties de l'encéphale ne sont pas sensibles.

Je dois maintenant appeler votre attention sur quelques faits pathologiques qui pourraient au premier coup d'œil paraître en opposition avec les résultats que l'expérience vient de nous offrir. Une personne bien portante il n'y a qu'un instant, tombe, je le suppose, privée de sentiment et de mouvement dans toute une moitié du corps. Elle meurt. A l'autopsie, vous trouvez l'hémisphère cérébral opposé au côté de la paralysie, labouré par un énorme foyer apoplectique. Toutefois les parties de l'encéphale, que nous savons être sensibles et motrices, se trouvent être restées intactes.

Ne vous demanderez-vous pas comment il s'est fait que la faculté de se mouvoir et de sentir ait été subitement abolie, alors que les organes qui y président étaient respectés ? D'où vient ce désaccord entre la physiologie expérimentale et la médecine pratique? Vous avez pu couper, écraser, extraire hors du crâne un lobe cérébral sur l'animal vivant, sans abolir ni la sensibilité ni le mouvement, et voilà que l'accumulation d'une ou deux onces de sang dans le lobe cérébral d'un homme auparavant bien portant, éteint jusqu'aux vestiges de mouvement et de sensibilité. Serait-ce que le même organe aurait dans chaque classe animale des propriétés différentes ?

Non, messieurs. L'explication de ce fait sera bien simple pour peu que vous réfléchissiez aux conditions physiques et mécaniques dans lesquelles sont placés les tissus qne l'hémorrhagie a frappés.

Les parties molles contenues dans le crâne sont toutes solidaires de la pression qu'elles supportent isolément. De même qu'une goutte de liquide, versée dans un vase déjà plein, pèse également sur la couche la plus voisine comme sur la couche la plus distante, de même aussi toute collection sanguine, déposée en un point quelconque du cerveau, pressera avec la même intensité les points les plus éloignés. Il n'y aura que les cloisons fibreuses de la dure-mère qui, soutenant et arrêtant l'effort de la pression, l'empêcheront de s'étendre à certaines parties. Ainsi, la faux du cerveau s'opposera à ce que le lobe sain ne soit comprimé par le lobe malade. Mais vous ne trouvez plus de ces barrières protectrices entre les divers compartiments d'un même lobe. Les parties sensibles aussi bien que celles qui sont destinées au mouvement seront compromises mécaniquement dans leur jeu, sans cependant que leur propre tissu soit lésé : c'est que, je le répète, la pression aura retenti jusqu'à elles.

Cela est si vrai que quand le sang commence à être résorbé, on voit le mouvement et la sensibilité renaître. On ne peut pas dire que la diminution des accidents tient à ce que la lésion matérielle de la substance cérébrale est en voie de guérison, puisque le foyer est encore rempli de sang, et que le travail de cicatrisation n'a pas commencé. Le mieux qui arrive dans l'état du malade dépend donc uniquement de ce que la pression supportée par certaines parties importantes est moindre.

Il est presque impossible, dans les premiers moments d'une apoplexie, de dire quelle est la gravité du mal. Si plusieurs heures ou même plusieurs jours se passent sans que les symptômes s'amendent, craignez la lésion d'un point important, et par cela même une terminaison fatale. Quand au contraire vous verrez le mouvement et la sensibilité, d'abord abolis, renaître successivement, il ne faut pas désespérer; car il peut se faire que les accidents soient en grande partie l'effet de la pression du cerveau, et qu'ils doivent se dissiper avec elle.

Il résulte de là que la même lésion pourra abolir ou respecter la sensibilité et le mouvement, suivant son mode de formation lent ou rapide. Si elle se forme lentement, le cerveau s'habituera en quelque sorte à sa présence, sans que les points éloignés en souffrent. Quand, au contraire, elle se montre inopinément, comme dans le cas où une hémorrhagie fait irruption dans l'épaisseur d'un hémisphère cérébral, le foyer sanguin devient un centre de désordres qui s'irradient jusqu'aux points fort distants de l'endroit frappé.

Voici le cerveau d'une femme qui est venue mourir dans mes salles à l'Hôtel-Dieu. Vous apercevez à la face inférieure des lobes antérieurs une tumeur, développée sur la dure-mère, et s'enfonçant dans le tissu cérébral avec lequel elle semble confondue. Cette tumeur paraît de nature squirrheuse. Elle était beaucoup plus volumineuse; mais M. James, qui a fait l'autopsie, a été obligé de la couper pour la séparer des os de la base du crâne, de sorte qu'une partie y est restée attachée. L'inspection de cette pièce vous prouve que les deux hémisphères cérébraux étaient gravement compromis à leur partie antérieure et inférieure. Cependant qu'a-t-on observé pendant la vie chez cette femme, du côté du mouvement et de la sensibilité ? rien de particulier. Jusque dans ces derniers moments elle avait conservé la faculté de sentir et de se mouvoir, sans que rien n'indiquât la plus légère modification de ce côté-là.

Si la tumeur, au lieu de s'être formée lentement, eût apparu avec la rapidité d'une hémorragie, croyez-vous que vous n'auriez rien eu à noter vers la sensibilité ou le mouvement? Les symptômes eussent été ceux d'une lésion très grave. Mais comme la tumeur s'est creusé insensiblement sa place dans la cavité crânienne, elle détruisait, sans la refouler en arrière, la pulpe nerveuse qui se trouvait sur son passage, et il n'y a eu aucun phénomène de pression.

Je dois ajouter que la malade était sujette à des attaques d'épilepsie. Mais ce n'était là qu'une simple complication. En supposant même que la tumeur du cerveau en fût le point de départ, cela n'empêcherait pas que dans l'intervalle des attaques il n'y avait aucune lésion vers le mouvement et la sensibilité, malgré la permanence du corps étranger.

J'ai dû entrer dans quelques développements sur l'explication théorique des effets produits par la présence de tumeurs ou de collections sanguines à l'intérieur du crâne. Abordons maintenant le côté expérimental de la question.

Vous allez voir qu'en soumettant le cerveau à un certain degré de pression, on détermine des accidents semblables à ceux qui appartiennent à l'hémorragie. Nous ne pouvons, à cause de la résistance des os du crâne, comprimer les hémisphères à travers leurs enveloppes osseuses : la chose serait tout au plus possible dans les premiers temps qui succèdent à la naissance. Il faut donc arriver directement sur le cerveau lui-même. Le jeune chien que nous avons trépané déjà est très propre pour cette expérience.

Expérience. *(Chien.)* J'introduis par l'ouverture qui a été pratiquée au crâne la canule d'une petite seringue remplie d'eau tiède, à la température du corps. Le point perforé correspond à la partie moyenne et supérieure du lobe droit. Je pousse lentement l'injection; l'animal chancelle, paraît hébété, s'incline du côté gauche, comme entraîné par le sommeil : le voilà qui tombe sans mouvement ; peut-être même, à sa manière d'être, le croyez-vous étendu sans vie sur ma table.

Si l'animal n'est pas encore mort, comment dissiper ces symptômes alarmants ? Il suffira pour cela d'évacuer le liquide injecté. C'est ce que nous allons essayer de faire.

J'écarte mon doigt que j'avais maintenu appliqué sur l'ouverture du crâne afin de prévenir la sortie du liquide. Une partie déjà s'est écoulée au dehors : le reste va bientôt disparaître, car l'animal commence à respirer, et les mouvements de resserrement et de dilatation du cerveau en expulseront les dernières gouttelettes, si toutefois elles ne sont pas résorbées. Vous voyez donc la vie renaître dans cet être que nous avons pu croire inanimé. La tête est redressée ; les yeux reprennent leur action ; les pattes sont déjà assez fortes pour supporter le poids du corps. Voilà l'animal remis complétement.

Comment expliquer ce passage subit de l'état de mort imminente à l'intégrité des fonctions organiques, autrement que par la cessation de la pression du cerveau ?

Vous avez eu sur cet animal la représentation fidèle des phénomènes croisés que vous rencontrez dans l'hémorragie cérébrale. C'est que, quel que soit le siége de l'épanchement, qu'il occupe la superficie ou le centre d'un hémisphère, la loi d'égalité de pression trouve toujours son application. Vous obtenez des désordres semblables à ceux qu'aurait déterminés la lésion organique des parties du cerveau situées plus en arrière, parce que ces parties, bien qu'éloignées de la cause comprimante, reçoivent leur part de la pression générale. Les effets de cette pression ont dû être passagers comme a été passager l'agent mécanique qui les avait produits.

Disons, en passant, qu'il serait de la plus haute importance pour le médecin d'arriver à diagnostiquer avec certitude des collections aqueuses ou purulentes dans le crâne, afin de pouvoir leur donner issue dans le cas où elles comprimeraient le cerveau de manière à menacer les jours du malade. Dans certaines hydrocéphalies aiguës, une simple ponction suffit pour diminuer la pression et retarder une terminaison fatale.

Ceci me rappelle une circonstance de mon premier voyage en Angleterre que je suis bien aise de vous citer. J'étais dans le laboratoire de Wollaston, occupé à répéter devant cet illustre observateur quelques-unes de mes expériences sur le système nerveux. Il était surtout désireux de constater par lui-même les effets de la section de la cinquième paire, et de voir si réellement elle entraînait la perte des sens du même côté. Je voulus couper ce nerf, dans le crâne, d'après mon procédé. Mais, par un accident qu'il n'est pas toujours facile d'éviter dans une opération aussi délicate, j'ouvris le sinus caverneux ou l'artère carotide, et il se fit une hémorragie abondante autour du cerveau. L'animal fut pris aussitôt d'un tremblement convulsif, et il tomba comme mort. Wollaston le regarda comme tel, et me pria de répéter l'expérience sur un autre.—J'aime mieux rappeler celui-ci à la vie, lui dis-je, et qui plus est le faire courir aussi loin que vous voudrez.—Il crut que je plaisantais. Pendant qu'il attendait avec une gravité imperturbable le dénouement de cette espèce de défi, voici comme je m'y pris. J'enlevai la voûte du crâne et les hémisphères cérébraux, ainsi que vous me l'avez vu faire dans la dernière séance : à l'instant l'animal remonta sur ses pattes. Coupant alors un certain point du cerveau que vous saurez plus tard présider au mouvement de progression en avant, l'animal partit comme un trait, et nous eûmes même de la peine à le rattraper. Wollaston, dont l'esprit, aussi judicieux que sévère, était accoutumé à réfléchir, fut vivement frappé de la certitude et de la nouveauté de ces résultats.

Je vous disais donc que la pression est à peu près également répartie dans tous les points du cerveau, et qu'ainsi l'hémorrhagie d'un des lobes peut en imposer pour la lésion de parties plus essentielles à la vie.

On conçoit que par la saignée on diminue ou même on dissipe quelques-uns des accidents dépendant de la compression, si l'hémorrhagie a son siége dans un lobe cérébral. Mais de quelle utilité sera-t-elle si le pont, les pédoncules ou autres organes aussi importants ont été lésés ?

Nous avons déjà enlevé sous vos yeux la presque totalité du cerveau, sans que l'animal parût en éprouver de notables dérangements. C'est là une expérience si intéressante, que je veux la répéter aujourd'hui afin que vous sachiez bien que ses résultats sont constants.

Expérience. (*Lapin.*) J'emporte d'un seul coup la voûte du crâne et une partie de la superficie du cerveau. Avec le manche du scapel j'extrais par arrachement les lobes cérébraux du côté droit et du côté gauche. L'animal ne témoigne aucune souffrance. Il vient de faire un mouvement, parce que j'ai touché sans le vouloir à l'un des tubercules optiques; mais c'est une sensation fugitive déjà dissipée. Les deux hémisphères sont maintenant enlevés. Je ne vous donne pas ce lapin comme étant en parfaite santé; mais si on ignorait quelle opération lui a été faite, qu'une sorte de *céphalo-plastie* eût été habilement pratiquée, on ne se douterait pas qu'il est privé de la presque totalité de son cerveau.

J'enfonce la pointe d'un stylet dans la direction du tubercule optique. L'animal a fait entendre une sorte de grognement, de cri sourd, comme s'il se fâchait. Je ne sais si vous connaissez les allures d'un lapin en colère. Quand deux mâles se rencontrent, et qu'ils se ruent l'un sur l'autre pour se battre, ils poussent un cri de guerre qui rappelle parfaitement celui que vous venez d'entendre. Plusieurs fois aussi, expérimentant sur des chiens, je les faisais à volonté grogner comme pour mordre quand je piquais la substance nerveuse dans le voisinage du tubercule optique. Je regrette de n'avoir pu déterminer quel est le point précis qu'on touche en pareille circonstance.

Bien que dépourvu de cerveau, notre lapin se promène sur la table, et rien ne paraît changé dans ses allures. Toutefois vous remarquerez qu'il heurte contre les corps qui se trouvent sur son passage, comme s'il ne les voyait pas. C'est qu'en effet la soustraction des lobes entraîne constamment la perte de la vue.

J'aurais voulu enlever sur cet animal la glande pinéale isolément; mais je m'aperçois qu'elle a été extraite en même temps que les lobes cérébraux. Si Descartes eût eu l'idée de faire cette expérience, il n'eût pas émis une hypothèse à jamais absurde.

Vous voyez manifestement ici les prolongements blancs appelés *rênes de l'ame.* Ils se présentent sous la forme de deux petits rubans, parallèles dirigés vers les couches optiques. Je coupe la rêne droite : l'animal n'a pas fait un mouvement. Cependant sa sensibilité tactile est loin d'être émoussée, puisque, quand j'effleure un point sensible, il se débat et crie. Je coupe la rêne gauche, même immobilité. Je me suis servi pour faire cette double section, d'une aiguille à cataracte très fine, de peur d'intéresser les parties environnantes.

Voulons-nous vérifier de nouveau l'insensibilité des corps striés? la chose est aisée. Je pique ces corps en tous sens, et l'animal ne manifeste aucune trace de douleur. Seulement quand je perce la couche la plus profonde, celle qui avoisine le crâne, il y a quelque apparence de souffrance.

Il est un corps glanduleux, logé dans la selle turcique, que je crois n'avoir jamais encore été le sujet d'aucune expérience : c'est la glande pituitaire. Je veux constater ici si elle est ou si elle n'est pas sensible. Pour arriver jusqu'à la fossette qu'elle occupe, je glisse la pointe d'un petit stylet dans sa direction, en ayant soin de ne pas abandonner le contact de la base du crâne. Je serai averti du voisinage de la fossette au défaut de résistance du plan osseux : c'est qu'alors l'instrument aura pénétré dans la selle turcique. M'y voilà actuellement, j'en suis sûr. J'ai piqué en tous sens la glande pituitaire, et pourtant l'animal ne paraît nullement souffrir.

Ce sont des expériences à répéter. Il semblerait, jusqu'à vérification ultérieure, que ni la glande pinéale et ses annexes, ni la glande pituitaire ne sont sensibles.

Maintenant que ce pauvre animal a payé plus que suffisamment son tribut à la science, je vais le faire périr d'un seul coup. Je n'ai fait que toucher au pont, et il est déjà mort.

Nous nous arrêterons là aujourd'hui. Il nous reste encore beaucoup de questions à aborder, surtout si nous faisons, comme j'en ai le projet, des expériences semblables sur chaque partie du système nerveux central. C'est la seule manière d'éclairer l'histoire de leurs fonctions et de leurs propriétés.

DOUZIÈME LEÇON.

25 janvier 1838.

Sommaire. Débats académiques relatifs à la physiologie du système nerveux. — De l'art d'observer. — Observations erronées. — Exemples d'une partie considérable du cerveau enlevée sur l'homme. — Preuves de l'insensibilité des lobes cérébraux chez l'homme. — Diagnostic des lésions cérébrales. — Expériences comparatives sur l'extraction des lobes cérébraux dans diverses classes de vertébrés.

Cervelet. Anatomie du cervelet. — Du cervelet chez les poissons, les reptiles, les oiseaux et les mammifères. — Poules *huppées*. — Portion du cervelet qu'on peut facilement atteindre. — Expériences sur la sensibilité du cervelet. — Jeune fille n'ayant pas de cervelet.

Messieurs,

D'après notre manière de procéder dans l'étude du système nerveux, je crois que les faits qui se sont passés sous vos yeux ne sortiront jamais de votre mémoire. Lire dans des livres des récits d'expériences ou des recueils d'observations, et ne rien chercher à vérifier par soi-même, c'est se condamner sciemment à flotter sans cesse entre le doute et l'erreur. Comment en effet concilier tant d'opinions divergentes ? Celui-ci raconte un fait de telle manière, celui-là de telle autre. L'un affirme avoir constamment observé certains phénomènes dans certaines lésions, un autre a vu tout l'opposé. A en croire tel auteur, vous reconnaîtrez à des signes infaillibles diverses lésions de l'encéphale; tandis que, au dire de tel autre, rien au contraire n'est incertain et trompeur comme ces signes. A quelle opinion vous rangerez-vous, au milieu de ces controverses et de ces démentis ? Avant de se prononcer, il faudrait d'abord voir les faits par soi-même. Mais si la nature vous a refusé ce qui constitue le véritable observateur, déclinez votre compétence, et ne faites pas un crime à la science de ce qui dépend de la maladresse de vos mains ou de la fausse direction de votre esprit. Malheureusement l'ignorance ne rend que trop souvent injuste et présomptueux.

Pourquoi faut-il qu'une assemblée honorable sous tous les rapports, l'Académie de médecine, ait vu dernièrement s'élever dans son sein une discussion, je ne dirai pas scandaleuse, car je ne veux pas mettre d'amertume dans mon langage, mais au moins affligeante et peu digne de notre époque! Comment! on a pu avancer que l'étude expérimentale est contredite par l'observation clinique; que celle-ci dit non quand celle-là dit oui; que s'il y a du désaccord entre les résultats annoncés par les expérimentateurs, c'est que l'expérience ne prouve rien ! Messieurs, j'ai senti la rougeur me monter au front en lisant de semblables débats.

Non, les faits d'observations ne démentent pas les résultats d'expérience. Presque tous les confirment. Si quelques-uns cependant semblent faire exception, c'est que nos procédés d'investigation sont imparfaits, et qu'il nous est échappé diverses particularités dans l'analyse des questions complexes que les maladies soulèvent. J'accorde même que vous avez bien observé et tout observé. Que pouvez-vous en conclure contre une expérience bien faite ? absolument rien. Vous pouvez seulement attaquer les déductions et les raisonnements. Quant au fait expérimental, il est hors de votre portée.

Les expérimentateurs, dites-vous, ne sont pas tous d'accord ; j'en conviens. Mais quelqu'un a tort, quelqu'un a raison. C'est un motif de plus pour répéter les expériences vous-mêmes, et voir de quel côté est le vrai. Tant que vous vous contenterez d'adresser aux uns et aux autres quelques épithètes plus ou moins marquées au coin de l'urbanité, sans faire d'objection scientifique, ils feront bien de se mettre au-dessus de pareilles attaques.

Plus on acquiert d'habitude dans l'art si difficile d'observer, plus les faits pathologiques en opposition avec les expériences deviennent rares. Aussi, est-ce surtout dans les anciens recueils qu'on va puiser des objections.

Il faut d'ailleurs que vous sachiez, messieurs, qu'on n'a pas toujours été très scrupuleux dans la rédaction des observations destinées à être publiées. Ainsi, il n'y a pas très long-temps que dans les hôpitaux de Paris, on exigeait chaque année des relevés détaillés du mouvement des salles. MM. les internes chargés de ce travail y apportaient souvent une légèreté et une indifférence qui devaient être plus tard préjudiciables à la science. Combien de malades annoncés comme sortis vivants, étaient morts à l'hôpital même ! Combien d'autopsies faites seulement sur le papier ! Combien de symptômes décrits d'imagination, de pièces pathologiques explorées dans leurs plus minutieux détails, qui pourtant n'avaient jamais existé ! J'ai vu tout cela, et je vous en parle avec connaissance de cause ?

Vous me pardonnerez, messieurs, cette digression : c'est que des assertions de la nature de celles que je viens de relever sont trop étranges pour les laisser passer sans réponse.

Il est un fait acquis aujourd'hui à la science, et que vous avez été à même de vérifier ici avec moi, c'est que le cerveau peut être en grande partie enlevé, sans que l'animal paraisse souffrir, sans qu'il perde la faculté de se mouvoir et de ressentir les impressions. Ces masses nerveuses que vous avez ainsi impunément soustraites, direz-vous qu'elles sont sans usages ? Non ; la seule conséquence à tirer, c'est que ces usages, quels qu'ils soient, vous sont encore inconnus.

Je vous disais que la même insensibilité des hémisphères cérébraux avait été constatée sur l'homme. On en a eu une nouvelle preuve l'année dernière à l'Hôtel-Dieu. Un homme était entré dans le service de M. Blandin, atteint d'une fracture avec broiement d'une portion des os du crâne. Je n'ai pas les détails de cette observation qui a été publiée ; je sais seulement qu'une partie d'un des lobes postérieurs était sortie à travers la plaie, et qu'on a pu la séparer sans que le malade accusât de la douleur ou se ressentît de quelques désordres dans les mouvements.

Malgré cela, je crois bien qu'on ne pourrait pas faire sur l'homme l'extraction des lobes entiers, ainsi que nous le pratiquons sur les animaux. Il est probable que les résultats n'en seraient pas aussi innocents. On a vu pourtant des portions d'hémisphères considérables, réduites par la maladie en une pulpe semi-fluide, ne conservant plus aucun des caractères de la substance nerveuse, sans que pendant la vie l'intelligence et la sensibilité eussent été modifiées. Quelquefois même un hémisphère entier a été trouvé ramolli, et aucuns symptômes n'avaient pu faire soupçonner une semblable désorganisation. Bien entendu que cette question de physiologie comparée restera toujours sans solution, car le temps n'est plus où les grands criminels étaient abandonnés aux expérimentateurs comme un vil objet d'étude.

Quant à ce qui regarde l'insensibilité des hémisphères chez l'homme, ceci me paraît chose jugée. Ne savez-vous pas que les hémorrhagies apoplectiques surviennent sans douleur vers le cerveau? Interrogez les malades, ils vous diront qu'ils ont senti leur bras s'engourdir, leur jambe chanceler, leur langue s'embarrasser, leurs traits se dévier d'un côté, mais ils ne se plaindront point de souffrance vers la tête. Succombent-ils? vous trouverez un foyer sanguin dans l'épaisseur d'un hémisphère. Il y a donc eu déchirure de la substance cérébrale, sans que le cerveau ait été averti de sa propre lésion. Et ne dites pas que si les malades n'ont pas senti de douleur, c'est que l'organe qui devait en avoir la conscience, avait momentanément perdu l'exercice de ses facultés. Très souvent au contraire il les a conservées dans toute leur intégrité. Beaucoup de personnes frappées d'apoplexie, n'ont point eu la moindre défaillance, et elles rendent admirabement compte des sensations qu'elles ont éprouvées au moment de l'accident.

Il est un autre genre d'hémorrhagies cérébrales qui diffère essentiellement du précédent en ce qu'il s'accompagne de douleur. Celui-là est caractérisé anatomiquement par un épanchement dans un point de l'encéphale que nous savons être sensible. Aussi les apoplexies avec céphalalgie, sont-elles plus graves que les autres.

Chez les apoplectiques, les lésions du mouvement sont plus fréquentes que celles de la sensibilité. Quelquefois ces deux ordres de lésions existent simultanément. On voit beaucoup plus rarement la sensibilité modifiée, le mouvement restant intact.

On peut dans quelques cas annoncer le siège précis de l'épanchement, d'après les symptômes offerts par le malade. Aussi, suivant que le pont de Varole, le pédoncule cérébral, le cervelet, le pédoncule cérébelleux, le bulbe rachidien, ou tout autre point important aura été atteint, vous avez des phènomênes différents.

Gardez-vous cependant d'élever trop haut vos prétentions. Enhardis par quelques diagnostics heureux, j'ai cru dans un temps qu'il me serait facile, à l'inspection des symptômes, d'indiquer l'endroït du cerveau où le sang avait fait irruption, mais les nombreuses ouvertures de cadavres que j'ai eu l'occasion de faire à la Salpétrière m'ont rendu plus circonspect. Je dis maintenant : rien n'est moins aisé que de reconnaître pendant la vie le lieu précis qu'occupe le foyer. Pourtant on y arrive quelquefois.

La déchirure du cerveau par le sang hémorragié est, vous le savez, susceptible de guérison. Il se fait là un travail de résorption dont le mécanisme nous occupera plus tard.

Nous avons vu qu'un animal privé en grande partie de son cerveau ne meurt pas immédiatement. Mais combien de temps pourra-t-il vivre ? serait-il possible qu'à la longue il guérît de sa blessure ? Ce sont là autant de questions que nous allons essayer de décider par l'expérience.

Et d'abord, voici le pigeon auquel, dans la dernière séance, nous avions enfoncé des épingles dans la tête : il se porte à merveille. Vivacité, gaîté, appétit, tout est dans les meilleures conditions possibles. On veillera à ce que rien ne lui manque, et j'espère qu'il continuera à jouir d'une excellente santé.

Il faut maintenant que nous enlevions le cerveau sur plusieurs animaux vertébrés de classes différentes. Je serai curieux de comparer quels seront ceux qui vivront le plus long-temps. Vous voyez qu'afin de ne rien préjuger des résultats, et de ne point influencer votre attente, je suppose toujours que je fais ces expériences pour la première fois et que j'en ignore l'issue.

Expériences (*pigeon*). J'enlève, par notre procédé ordinaire, les hémisphères cérébraux de ce pigeon. Il s'écoule beaucoup de sang ; chez ces animaux les hémorrhagies sont très faciles, mais elles s'arrêtent promptement. L'animal ne semble pas souffrir. Le voilà remis sur ses pattes, mais il n'y paraît pas très solide ; on dirait que sa tête est appesantie par le sommeil, et qu'elle a besoin d'un point d'appui sur le sol. Pour les autres fonctions telles que la respiration et la circulation, elles ne sontp as le moins du monde troublées. Cet état de somnolence va lui-même bientôt se dissiper, ainsi que vous allez le voir.

Grenouille. Je détache d'un seul coup de bistouri la voûte du crâne de cette grenouille. Voilà les lobes cérébraux mis à nu, si toutefois on peut donner le nom de lobes à ces petites masses grises placées derrière ce qu'on appelle le nerf olfactif. Je les enlève ; l'animal ne paraît pas souffrant, mais étonné.

Comme les bactraciens vivent très bien sans manger, nous n'avons pas besoin de nous inquiéter de l'alimentation de cette grenouille. Il nous faudra au contraire donner de la nourriture au pigeon ; car il serait incapable de la chercher et de la prendre, l'enlèvement des lobes ayant pour effet de déterminer la cécité.

Carpe. Je vais sur cette grosse carpe extraire pareillement les lobes cérébraux. Pour ouvrir le crâne, nous sommes obligés de nous servir d'un procédé particulier, à cause de la dureté des os. Je suis maintenant dans la cavité crânienne.

Vous apercevez la matière grasse et brillante qui environne le cerveau des poissons. Il en existe ici une grande quantité. Je viens d'en enlever une couche de cinq à six lignes d'épaisseur, et je ne fais qu'arriver à la surface des lobes. Ceux-ci sont beaucoup moins considérables que le volume de la tête ne semblerait l'indiquer. Je les coupe sans que l'animal paraisse souffrir. Remettons-le dans son baquet pour voir comment il s'y comportera.

Le voilà qui nage, tranquille et maître de ses mouvements. Il paraissait d'abord un peu penché sur le côté droit, mais il s'est promptement remis à flot, et il reste actuellement dans un parfait équilibre. Le contact de l'eau sur la substance cérébrale n'a pas l'air de l'incommoder; il semble heureux de se retrouver dans son élément.

Maintenant que nous avons répété plusieurs fois les mêmes expériences sur le cerveau, revenons au cervelet.

Vous savez que dans la cavité du crâne est une partie de l'encéphale parfaitement distincte de la masse cérébrale dont elle est séparée par des replis fibreux de la dure-mère. Situé dans la fosse occipitale, le cervelet a sa structure propre, ses fonctions spéciales; aussi mérite-t-il une étude particulière.

Moins volumineux que le cerveau, le cervelet représente un ellipsoïde aplati, dont le grand diamètre est transversal. C'est par la partie antérieure de sa circonférence qu'il envoie ou reçoit ses faisceaux de communication avec les autres masses nerveuses centrales. Sa surface est sillonnée de lignes courbes correspondantes à autant de sillons qui pénètrent à diverses profondeurs : quelques-uns arrivent jusqu'au noyau central de cet organe. Les lames du cervelet sont appliquées les unes contre les autres, comme les feuillets d'un livre, ou comme les disques d'une pile galvanique auxquels Rolando les a comparées.

On retrouve dans le cervelet les deux substances blanche et grise que nous avons signalées dans le cerveau, mais elles sont moins distinctes. Quelques anatomistes y admettent une troisième substance de couleur jaunâtre.

Le cervelet entoure le bulbe rachidien à la manière d'un anneau dont le segment antérieur serait constitué par le pont de Varole. Il est formé de trois lobes, deux latéraux symétriques et un moyen. Chaque lobe a un point central sur lequel s'appuient les bords adhérents des lamelles.

Gall a donné sur la structure du cervelet une théorie admise aujourd'hui par beaucoup d'anatomistes. D'après cet auteur, les pyramides postérieures seraient les faisceaux d'origine du cervelet, qui, pénétrant dans cet organe à une certaine profondeur, se renfleraient au niveau du corps rhomboïdal qu'il regarde comme un appareil de renforcement, ou ganglion. De ce ganglion partiraient tous les prolongements nerveux qui forment les lobes cérébelleux.

Indépendamment de ces *faisceaux convergents*, Gall admet des *faisceaux divergents*, émanés de la substance grise de la surface du cervelet, et destinés à constituer les pédoncules supérieurs et la protubérance qu'il considère comme une commissure.

Tout est arbitraire dans cette théorie à laquelle il ne manque que des preuves et même de la vraisemblance. Faire ainsi voyager des fibres nerveuses, que dans aucun instant de la vie embryonnaire on n'a trouvé ainsi diposées, ni affectant de pareilles directions, c'est s'exprimer par métaphores et non par voie d'observation.

La position du cervelet dans les animaux n'est pas la même que dans l'espèce humaine. Il n'y a que le cervelet de l'homme qui soit recouvert par le cerveau : dans les autres classes animales, il est postérieur à cet organe, et situé à peu près sur le même plan.

L'étude expérimentale des fonctions du cervelet est environnée de beaucoup de difficultés, et même elle est impossible dans bon nombre de vertébrés.

Certains poissons ont un cervelet très petit, qui représente un simple tubercule dont le centre est creusé d'une cavité remplie de liquide. Rien d'ailleurs ne rappelle la disposition lamelleuse du cervelet de l'homme. Ce n'est donc pas sur les poissons que vous étudierez les usages de cet organe.

Sera-ce sur les reptiles ? Il est fort douteux qu'ils aient un cervelet, car on n'en aperçoit que des traces chez les bactraciens. Il paraît cependant exister chez les chéloniens, mais à l'état rudimentaire.

Les oiseaux sont plus favorablement disposés pour l'appréciation expérimentale des fonctions du cervelet qui, dans cette classe, est assez développé. Cependant il est difficile d'arriver jusqu'à cet organe, à cause des réservoirs veineux qui l'enveloppent, et dont la lésion fournirait une hémorragie nécessairement préjudiciable aux résultats de l'expérience.

Ce sont les mammifères qui conviennent le mieux à ces études, et, parmi ceux-ci, les rongeurs. En voici la raison anatomique.

Le cervelet de ces animaux, particulièrement des lapins, n'est pas hermétiquement encaissé entre la tente de la dure-mère et les fosses occipitales : un petit lobule, gros comme un pois, est logé de chaque côté dans la cavité du crâne, en arrière du conduit auditif. On peut donc arriver sur ce point sans s'exposer à blesser les nombreux sinus qui forment une sorte de réseau autour de la masse cérébelleuse. J'ai utilisé cette petite cavité pour y faire pénétrer un stylet fin, propre à couper la cinquième paire avant son passage sur le rocher. C'est même à une circonstance purement fortuite, et qui se rapporte à la section de ce nerf, que je dois la découverte des propriétés des pédoncules du cervelet.

Le cerveau de plusieurs oiseaux présente quelque chose d'analogue à cette disposition du cervelet des rongeurs. Ainsi, dans l'espèce de poules appelées *poules huppées*, la voûte du crâne est surmontée d'une petite cavité où vient se loger une portion des lobes cérébraux, ce qui donne à la conformation de la tête de ces oiseaux un aspect bizarre. On dit avoir rencontré la même configuration de la voûte crânienne chez certaines personnes: ce serait à vérifier. Il est certain que les poules ainsi disposées ont dans leurs habitudes quelque chose de particulier qui les différencie des autres oiseaux de cette classe.

Toujours est-il qu'il existe chez les lapins une portion de cervelet qu'on peut atteindre sans courir le danger d'une hémorragie. Nous profiterons plus tard de cette disposition, qu'il était bon d'indiquer dès maintenant.

Aujourd'hui nous allons essayer de transpercer le cervelet, comme nous l'avons fait précédemment pour le cerveau. Je fais choix d'un jeune lapin: un plus âgé serait moins convenable à ce genre d'expériences.

Expériences (*lapin*). Je ne vais point enlever la voûte du crâne sur cet animal, car il y a quelque inconvénient à procéder ainsi, d'autant plus qu'on peut arriver au cervelet d'une manière moins sanglante. J'ai imaginé dans ce but de petits instruments aplatis, allongés, bien aiguisés à leur pointe, susceptibles d'être introduits dans toutes les directions. Ce sont des espèces de broches avec lesquelles on sépare à volonté telle ou telle partie du cervelet, comme on le ferait si le crâne était ouvert. On a, je le répète, l'avantage de faire moins souffrir l'animal, et d'agir avec plus de sécurité.

J'enfonce une de ces petites broches dans la tête du lapin, au-dessus du conduit auditif, au niveau à peu près de la cavité qui loge le lobule mentionné ci-dessus. Le cervelet est traversé de part en part. Cependant l'animal ne paraît aucunement souffrir.

Il continue à se promener sur la table, regardant autour de lui, plus occupé de ce qui l'entoure que de ce qu'on vient de lui faire. Le voilà maintenant assis sur son train de derrière. Il passe ses pattes sur son nez avec une sorte de coquetterie. Vous conviendrez que telles ne seraient pas les allures d'un lapin qui souffrirait.

Ainsi nous retrouvons pour le cervelet un fait qui nous avait déjà frappé pour le cerveau, à savoir que la couche superficielle de cet organe est insensible aux piqûres et aux déchirures. Serait-ce aussi vers la base que se trouveraient les parties douées de sensibilité? C'est ce qu'il s'agit maintenant de vérifier.

Je laisse la première broche en place, de peur qu'en la retirant, du sang ne s'épanche à l'intérieur du crâne et ne comprime la masse nerveuse centrale. Je préfère en enfoncer une seconde, dans la même direction, mais sur un plan un peu inférieur. Nous devons avoir des phénomènes qui décèlent de la sensibilité.

Effectivement, l'agitation qui s'est emparée de l'animal vous indique que le cervelet a été touché dans un endroit sensible. Tout est changé dans ses attitudes. Il a l'air inquiet et préoccupé d'une sensation extraordinaire. Ses pattes sont allongées et tendues, sa tête un peu renversée vers la nuque; quand je l'excite à marcher, il parait incertain s'il doit avancer ou reculer. On dirait même qu'il a plus de tendance à se porter en arrière.

A la rigueur ces résultats suffiraient pour prouver que les lobes cérébelleux sont sensibles au-dessous de leur couche superficielle. Allons plus loin, et montrons que cette sensibilité augmente dans une progression constante à mesure qu'on s'approche de la face inférieure de l'organe.

J'enfonce une troisième lame sous la précédente de manière à percer le cervelet plus près de la base du crâne. Vous voyez quels troubles se sont manifestés. L'animal recule, recule toujours, comme si quelque chose lui inspirait l'effroi le plus vif. Il fait effort contre la main qui l'arrête, et, quand elle cesse de le retenir, il reprend sa marche rétrograde avec une rapidité extrême.

Nous reviendrons sur ces effets que nous examinerons plus en détail quand il en sera temps. Mais jamais vous ne les verrez plus marqués que sur cet animal. C'est là une des expériences qui m'aient le mieux réussi, et je suis très-content que vous en ayez eu le spectacle.

Quelque lumière que la physiologie expérimentale ait jetée sur les fonctions du cervelet, il faut bien avouer que beaucoup de questions relatives à cet organe sont encore enveloppées des plus épaisses ténèbres. Nous ne nous occupons pour le moment que de sa sensibilité. Eh bien! puisqu'elle est si vive dans certains points, comment a-t-il pu se faire qu'une jeune fille, dont vous lirez l'observation dans mon journal de physiologie, ait vécu sans cervelet jusqu'à l'âge de onze ans, n'offrant rien dans ses fonctions qui annonçât un semblable vice de conformation ? L'autopsie seule a par hasard révélé l'absence d'un organe aussi important.

Voyez combien la science est difficile, et quelle réserve il faut apporter dans ses assertions. Que nous disions : telle propriété réside dans le cervelet; qu'aurons-nous à répondre si on nous objecte que cette propriété se rencontrait chez cette jeune fille dont le cervelet manquait totalement?

Il ne faut pourtant pas tirer des conclusions trop absolues d'un fait unique. De ce que dans un cas d'absence du cervelet les fonctions dévolues au système nerveux central sont restées intactes, vous n'en déduirez pas la conséquence que le cervelet n'a pas de fonctions spéciales : ce serait aller beaucoup trop loin et tomber d'un excès dans l'autre, et dans ces sciences comme ailleurs, les excès doivent toujours être évités.

TREIZIÈME LEÇON.

27 février 1839.

SOMMAIRE. Résumé des expériences précédentes.—Cas pathologiques.—Obscurité du diagnostic.—Symptômes de compression du système nerveux.—Hypertrophie du cerveau.—Considérations cliniques.—Observation de *pie-mérite* purulente communiquée par M. James.—Pièce pathologique.—Revue des animaux en expérience.—État du pigeon dont la tête a été traversée par des épingles.—Expérience sur la soustraction des lobes cérébraux d'un canard.

MESSIEURS,

Il m'a fallu de bien puissants motifs pour interrompre pendant un si long temps nos études: mais j'étais souffrant et dans l'impossibilité de faire mon cours. Cette leçon même se ressentira, je le crains, de mon état de convalescence, car je sens que mes idées ne sont pas encore très présentes, et que j'aurai besoin de toute votre indulgence.

Nous nous sommes occupés d'expériences dont les résultats ne doivent pas être sortis de votre mémoire. Et c'est en cela que la méthode expérimentale est la méthode par excellence, puisqu'elle grave d'une manière durable dans l'esprit des faits qui, exposés de vive voix et non démontrés sur la nature même, ne produiraient qu'une impression passagère. Vous vous rappelez donc combien sont différentes les propriétés des diverses parties de l'encéphale, et pour ne parler ici que de la sensibilité, combien il s'en faut que celle-ci soit également répartie dans toute la masse cérébrale.

Nous avons pu enlever sur des animaux des lobes entiers sans provoquer de souffrance, sans déterminer de trouble dans les fonctions de la vie. Au contraire, le moindre contact sur d'autres points éveillait les douleurs les plus aiguës et menaçait l'existence. Rien pourtant dans la structure anatomique, microscopique ni chimique, n'apprend pourquoi tel point cérébral est insensible, tel autre doué d'une sensibilité exquise.

Nous avons retrouvé, pour le cervelet, la même chose que pour le cerveau. Il n'y a que les explications qui nous manquent.

Avant de continuer nos études, je ne veux pas négliger l'occasion de parler des faits pathologiques qui sont relatifs au système nerveux de l'homme, car ces faits sont pour nous des expériences toutes faites. Chargé d'un service de médecine à l'Hôtel-Dieu, je retrouve, parmi les nombreux malades confiés à mes soins, des cas tout à fait semblables à ceux que je produis à mon gré dans mon laboratoire. Mais je dois le dire, il est plus facile de faire que de guérir une lésion cérébrale. Quoi qu'il en soit, je vais vous entretenir de plusieurs faits pathologiques qui ont été observés ces jours derniers à l'hôpital, et que je crois de nature à vous intéresser.

Une jeune fille, âgée de quinze ans, est placée dans ma salle le 20 février, présentant tous les signes d'une maladie extrêmement grave du système nerveux central. Avant d'entrer dans les détails des symptômes, disons quelques mots des renseignements qui nous ont été fournis par les personnes qui sont venues la voir.

Cette jeune fille n'est pas encore réglée. Sa santé était généralement bonne. Elle avait un frère et une sœur qui tous deux sont morts de convulsions en bas âge. Huit jours avant son admission à l'hôpital, elle s'est plaint de douleurs vives dans le bas ventre, puis elle a eu des vomissements, de la céphalalgie et de violents accès de fièvre. Cependant le mal de tête est devenu de plus en plus intense : elle a eu du délire, des mouvements convulsifs et involontaires dans les membres. Un tremblement général s'est emparé de tout son corps. Enfin, elle a perdu entièrement connaissance. C'est dans cet état qu'elle a été amenée à l'hôpital et que nous l'avons vue pour la première fois. Voici ce que nous avons constaté.

Absence complète de la faculté de se mettre en relation avec les objets qui l'entourent : on l'interroge, elle ne répond pas ; on l'appelle, elle ne paraît pas entendre le son de la voix. Son attitude est celle d'une personne profondément abattue : il est facile de voir que l'appareil nerveux cérébro-spinal est compromis de la manière la plus grave. Il n'y a pourtant pas perte absolue de la sensibilité et du mouvement. Quand on la pince, elle paraît souffrir, si on en juge par la contraction de ses traits et l'effort qu'elle fait pour repousser la main du médecin. Lui soulève-t-on le bras, il reste un instant élevé, et ce n'est que lentement qu'il retombe sur le lit. Les articulations se laissent fléchir ou étendre avec facilité : il n'y a donc ni résolution ni contracture.

La face n'est déviée ni à droite ni à gauche, les yeux sont convulsés l'un en haut l'autre en bas : au lieu de rester immobiles, ils roulent chacun en sens inverse dans l'orbite, ce qui donne à la figure une expression effrayante. Les pupilles sont largement dilatées : l'iris ne se contracte que sous l'influence d'une vive excitation.

Les mouvements respiratoires sont libres, mais accompagnés de gémissements et d'exclamations plaintives.

Le pouls est petit et concentré, la peau brûlante, les membres un peu œdématiés. Les battements du cœur sont tumultueux, sans toutefois offrir de bruits anormaux.

Il y a émission involontaire des urines et des matières fécales.

La malade est tantôt calme, comme assoupie, tantôt agitée de convulsions, soit générales, soit partielles. On ne voit point de phénomènes plus marqués vers une moitié du corps que vers l'autre. Les deux sont le plus souvent affectées simultanément.

Tel est l'ensemble des symptômes offerts par cette jeune fille. Ils ont été en s'aggravant de jour en jour, et vous comprenez que notre médication s'est réduite à peu de choses, car qu'aurions-nous pu faire? La malade avait été déjà saignée en ville. On lui avait appliqué des sangsues derrière les apophyses mastoïdes, des vésicatoires aux jambes et aux cuisses. La faiblesse du pouls n'aurait pas permis de recourir à de nouvelles émissions sanguines en supposant que les premières aient été utiles dans le principe. Il était donc à craindre une terminaison fatale.

Nos prévisions n'étaient que trop fondées. La jeune fille est morte six jours après son entrée à l'hôpital.

J'ai fait préparer l'autopsie, me réservant de la faire devant vous. Voici en effet le rachis et le crâne ouverts, de manière que vous apercevez dans toute son étendue le sac formé par la dure-mère autour de l'encéphale et de la moelle. Nous n'aurons donc qu'à l'ouvrir pour examiner en place, et avec tous ses rapports, l'organe cérébro-spinal.

Mais auparavant portons un diagnostic. Je me suis borné jusque-là à raconter les symptômes, sans commentaire aucun, parce que je me réservais de les discuter devant vous. De quoi donc cette jeune fille est-elle morte ?

La courte durée de la maladie, la succession rapide des accidents, excluent déjà toute idée d'un produit accidentel, exigeant un certain temps pour se développer. Ainsi nous ne trouverons dans le crâne ni tubercules, ni tumeurs fibreuses ou osseuses, ni cancer, ni masses hydatides. Ce n'est point dans cet ordre de lésions qu'il faut chercher le point de départ du mal.

Cependant il est certain que c'est vers l'encéphale que les désordres existent. De quelle nature sont-ils ?

L'idée d'une hémorragie n'est pas celle qui s'offre d'abord à l'esprit, car nous ne trouvons pas là les caractères d'un épanchement sanguin. Quand le sang fait irruption au sein de la pulpe nerveuse, les symptômes éclatent subitement, et il y a transition brusque de l'état de santé à l'état de maladie. Chez notre jeune fille au contraire les symptômes ont suivi une marche progressivement croissante depuis l'instant de leur début jusqu'à la mort. Ensuite, dans l'apoplexie d'un hémisphère, il y a hémiplégie : dans le cas qui nous occupe la sensibilité et le mouvement n'étaient pas plus modifiés d'un côté du corps que de l'autre. Mais peut-être le sang aura pénétré dans les ventricules, et comprimé toute la masse cérébrale ? Bien qu'à la rigueur la chose ne soit pas impossible, elle s'expliquerait difficilement : et d'ailleurs, à cet âge, les hémorragies sont rares. Tous ces motifs réunis, et d'autres encore, me font rejeter la pensée d'un épanchement sanguin à l'intérieur ou l'extérieur du cerveau.

Sans procéder ainsi par voie d'exclusion, arrivons directement à la cause que nous soupçonnons avoir amené la mort de la jeune fille.

Tous les symptômes observés pendant sa vie sont ceux qui appartiennent à la compression du système nerveux central. Rappelez-vous nos expériences dans lesquelles nous comprimions le cerveau des animaux, et vous trouverez une notable analogie entre leurs résultats et la maladie dont nous cherchons maintenant à déterminer la nature et le siége.

Je disais donc qu'il y a eu compression de l'organe cérébro-spinal. Il reste à déterminer quel a été l'agent de cette compression. Celle-ci a dû spécialement porter sur les hémisphères du cerveau, puisque l'intelligence et tous les actes de la volition étaient suspendus, et que le mouvement et la sensibilité des membres n'étaient pas entièrement abolis.

Mon opinion est que la malade a succombé à une exhalation trop abondante du liquide céphalo-rachidien, et à son accumulation autour de l'encéphale ou dans les ventricules cérébraux. Nous aurions donc eu affaire à une hydrocéphalie aiguë. Ces épanchements aqueux sont les causes les plus ordinaires de la compression du système nerveux cérébro-spinal, et je crois que c'est un épanchement de ce genre qui a causé la mort. Les pièces sont toutes prêtes : elles vont justifier ou démentir nos assertions.

Vous jugez déjà à la tension de la dure-mère que cette membrane supporte à sa face interne une pression plus considérable que de coutume. En effet, elle ne s'est point affaissée par le contact et le poids de l'air; vous n'y voyez pas ces plis, ces rides qui indiquent le retrait de la couche liquide ou du tissu cérébral qu'elle enveloppe. Bien plus, il est évident que la masse encéphalique est augmentée de volume, et qu'elle devait être à l'étroit dans la cavité crânienne, avant l'ablation des parois osseuses. Si on essayait de replacer la voûte du crâne, il faudrait appuyer sur la surface des hémisphères, les déprimer, pour ajuster les deux pièces.

Ainsi, premier fait : le volume des parties contenues dans la dure-mère (je ne désigne pas encore lesquelles), était trop considérable pour la capacité de la boîte crânienne. Ceci est parfaitement d'accord avec ce que nous avions annoncé pendant la vie. Est-ce maintenant le cerveau, est-ce au contraire le liquide cérébro-spinal, dont le volume a augmenté ? C'est ce que nous allons voir.

J'incise la dure-mère à gauche, parallèlement à son repli falciforme. Il ne s'écoule que quelques gouttes d'un fluide aqueux. La même incision, pratiquée à droite, ne donne également issue qu'à peu de liquide. On dirait même que la surface interne des hémisphères est plus sèche que d'ordinaire.

Remarquez de plus que les circonvolutions cérébrales sont comme aplaties, et serrées les unes contre les autres. Il semblerait que leur base s'est élargie par suite de la dépression de leur sommet, et que leur circonférence se touche au lieu d'être séparée par un sillon anfractueux. Cette disposition ne peut s'expliquer que par une sorte d'effort excentrique qui aurait agi sur la substance nerveuse, en la pressant avec énergie contre la face interne des os du crâne.

Serait-ce le liquide qui, accumulé dans les cavités encéphaliques, en aurait distendu outre mesure les parois ? Je ne le pense pas. En effet, en écartant les hémisphères, on voit que le corps calleux n'est point bombé en forme de voûte; ce qui existerait, s'il y avait une hydropisie ventriculaire considérable. C'est même là un bon caractère pour reconnaître de prime abord les accumulations de liquide à l'intérieur du cerveau.

Je fends le corps calleux à sa partie moyenne : le troisième ventricule ne paraît pas plus large que de coutume, et il ne contient que peu de liquide.

J'achève la section sur la ligne médiane, de manière à séparer l'un de l'autre, et à extraire isolément les deux hémisphères. Les ventricules latéraux ont leurs dimensions normales. Rien n'indique qu'il y ait eu là surabondance du liquide.

Les lobes cérébraux, le cervelet, le pont ne présentent aucune altération dans leur coloration ni leur texture. La glande pinéale n'est pas refoulée en arrière, comme dans les cas où les cavités encéphaliques ont été dilatées par le liquide céphalo-rachidien. D'ailleurs le canal vertébral ne contient pas plus de liquide que de coutume, bien que l'entrée des ventricules soit libre.

En résumé, nous trouvons comme circonstance pathologique une hypertrophie notable de toute la masse cérébrale, caractérisée surtout par l'aplatissement des circonvolutions qui sont tassées les unes contre les autres. Le cerveau et le cervelet sont énormes comparativement à la capacité du crâne ; les autres parties de la masse nerveuse paraissent également plus volumineuses.

Revenons maintenant sur le diagnostic que j'avais porté.

J'avais attribué les accidents survenus chez

cette jeune fille à la compression du système nerveux cérébro-spinal, et surtout des hémisphères. Vous venez d'avoir les preuves qu'il y a eu réellement compression, puisque la surface des lobes en porte encore l'empreinte.

Mais j'avais été plus loin. Je m'étais demandé quelle était la nature de l'agent comprimant. Il faut bien en convenir, j'ai été moins heureux pour la solution de ce second problème. Voyons donc ce qui a pu m'induire en erreur.

En me déclarant pour l'existence d'un épanchement aqueux dans les ventricules, sur quoi reposait mon opinion ? Sur la fréquence de ces épanchements comme cause de compression spontanée du cerveau. En effet, dans vingt cas analogues à celui dont je viens de vous entretenir, vous trouverez peut-être dix-neuf fois une accumulation exagérée du liquide céphalo-rachidien. L'hypertrophie de la substance cérébrale est au contraire une chose excessivement rare, et que je ne me rappelle pas avoir vu survenir dans des circonstances semblables à celles de notre jeune fille.

Quels seraient les signes différentiels de l'hydropisie aqueuse et de l'hypertrophie du cerveau ? Ils me paraissent difficiles à caractériser, puisque c'est justement par la compression du tissu cérébral que s'annoncent ces deux états morbides. Que ce soit le cerveau qui se comprime lui-même ; que ce soient des collections aqueuses qui pressent sa substance, le mécanisme seul est changé, mais les effets sont les mêmes. Ce serait donc plutôt au début de symptômes et par l'appréciation des phénomènes précurseurs, qu'on arriverait à un diagnostic précis.

J'ajouterai toutefois que les accumulations trop considérables du liquide cérébro-spinal s'accompagnent plus fréquemment de la perte complète du mouvement et de la sensibilité de tout le corps. Et cela se comprend par la communication libre du liquide du crâne avec celui du rachis. Le même liquide qui pèse sur les hémisphères doit, en vertu de la loi d'égalité de pression, se répartir pareillement dans tous les points du canal vertébral, et déterminer les mêmes accidents sur la moelle que sur le cerveau.

Ainsi lorsque toutes les facultés cérébrales sont suspendues, que le mouvement est perdu et la sensibilité abolie dans les quatre membres, on peut être sûr qu'il y a un épanchement dans la cavité cérébro-rachidienne. Nous en avons eu cette semaine un très bel exemple à l'Hôtel-Dieu.

Un homme d'une cinquantaine d'années fut apporté à l'hôpital et placé dans la salle Ste-Jeanne.

M. James, qui le vit peu d'instants après son admission, constata une paralysie générale de la sensibilité et du mouvement, avec perte absolue de connaissance. La respiration était accompagnée de ce ronflement nasal propre aux lésions avec compression du cerveau : le pouls battait lentement. La température du corps etait peu élevée, et la peau avait la coloration violacée qui accompagne les troubles survenus vers la circulation par suite d'une perturbation profonde du système nerveux. L'œil était insensible à la lumière, l'oreille aux sons, les narines aux odeurs les plus excitantes. Quand on soulevait un membre, il retombait lourdement entraîné par son poids. Il y avait cet état de détente générale qu'on appelle *résolution.* Ces phénomènes n'étaient pas plus prononcés d'un côté du corps que de l'autre côté, et partout on constatait la perte de toute espèce de sentiment et de mouvement.

Quelle avait été la marche des symptômes? avaient-ils éclaté tout-à-coup, ou bien suivi une gradation progressive? Malheureusement les personnes qui amenèrent le malade ne purent donner à cet égard aucuns renseignements.

M. James me parla de ce cas. Il croyait qu'il y avait eu une hémorragie du pont ou de quelque autre point de la base du cerveau, situé sur la ligne médiane. Pour moi, j'inclinais plutôt vers une altération du liquide cérébro-spinal; de quelle nature? je n'en savais rien, puisque nous étions privés des circonstances commémoratives. Mais cependant, je pensais qu'une modification du liquide soit dans son volume, soit dans ses qualités physiques ou chimiques, pouvait seule déterminer ces effets de compression de la totalité du système nerveux central.

Le malade mourut le lendemain de son entrée à l'hôpital. Voici ce que montra l'autopsie.

L'incision des méninges à la surface des hémisphères donne issue à une certaine quantité de liquide trouble, floconneux, lactescent. Ce liquide n'avait pas été formé par la portion de pie-mère sous-jacente, car celle-ci lavée par un filet d'eau, parut saine et transparente. En la saisissant avec une pince, elle se détachait par lambeaux de la superficie des lobes cérébraux, sans entraîner avec elle de tissu nerveux. Le même liquide se retrouva en quantité considérable dans les cavités ventriculaires : on l'en faisait sortir par l'ouverture située au niveau du calamus, pour peu qu'on pressât légèrement les parois de ces cavités en rétrécissant leur diamètre. La face interne des ventricules était lisse, polie, non injectée : elle n'avait donc pu fournir la liqueur purulente qui la remplissait. Ce n'est qu'arrivé à la base du cerveau, qu'on rencontra la source des désordres anatomiques et fonctionnels.

La face inférieure des hémisphères était recouverte d'une couche pseudo-membraneuse, semblable à une trame formée par des grumeaux de fibrine coagulée. La pie-mère épaissie, opaque, ne laissait point apercevoir la couleur du tissu nerveux. Cherchait-on à la détacher, on déchirait des lamelles de substance cérébrale qui paraissaient ramollies comme par suite d'une macération prolongée. Dans le sillon de séparation des circonvolutions existait une couche de liquide floconneux, pareil à celui que nous avons signalé à la base, au sommet, et dans l'intérieur du cerveau.

Le cervelet, le pont et le bulbe rachidien étaient aussi entourés du même liquide. Mais toutes ces parties étaient saines d'ailleurs, et, avec un peu d'eau, on leur rendait leur aspect naturel.

Le canal vertébral, aussi loin que l'œil pouvait plonger, était rempli d'un liquide parfaitement semblable. Je regrette toutefois que M. James n'ait point ouvert le rachis au niveau des dernières vertèbres lombaires, car on se serait assuré que le liquide, avec son caractère purulent, avait pénétré jusqu'au point le plus déclive de l'épine.

Ainsi se trouve justifié notre diagnostic. Ce malade a eu, je le veux bien, une *pie-mérite* (car les noms n'y font rien), mais de plus, il a eu une altération du liquide cérébro-spinal, et c'est cette altération qui a joué le principal rôle dans la production des accidents auxquels il a succombé.

Je terminerai cette revue pathologique par l'examen d'une pièce que M. James m'a remise avant la leçon.

C'est le cerveau d'une femme qui était entrée à l'Hôtel-Dieu avec des symptômes d'hémorragie cérébrale. Il y avait lors de son admission (le 6 février 1839) une diminution notable de la sensibilité à droite et une perte absolue du mouvement du même côté. Les traits étaient déviés à gauche. La malade comprenait les questions qui lui étaient adressées, mais elle ne pouvait répondre, ni même articuler aucun mot. Cet état resta stationnaire pendant quelques jours; puis les accidents semblèrent s'amender. La parole revint, la sensibilité reparut dans les parties paralysées, les mouvements commencèrent à renaître, les traits se régularisèrent. Cependant la malade s'affaiblissait graduellement, et elle mourut quinze jours après son entrée à l'hôpital.

A l'autopsie, M. James trouva un vaste ramollissement occupant le centre de l'hémisphère cérébral gauche. Vous voyez, sur cette pièce, que presque tout ce qui est situé au dessus du ventricule latéral gauche est converti en une bouillie diffluente. Cependant les parties profondes telles que les couches optiques, les corps striés, les tubercules quadrijumeaux sont intacts. Pourquoi donc la sensibilité et le mouvement ont-ils été préalablement lésés?

Je présume qu'il y a eu dans le principe hémorragie au sein de la substance cérébrale, et compression par le foyer sanguin des masses nerveuses sous-jacentes. Ensuite une partie du sang ayant été résorbée, les symptômes ont perdu de leur intensité. L'autre partie s'est alors intimement combinée avec la pulpe nerveuse, et c'est ce mélange que nous désignons par l'épithète de *ramollissement*.

Il m'avait semblé d'abord que le corps strié était sain; mais en y regardant de plus près, on voit que son bord externe et postérieur est désorganisé. Ceci vous explique parfaitement comment les mouvements n'ont pas recouvré leur liberté, alors que les effets de la compression avaient disparu.

Je vois, messieurs, que la séance tout entière se passera en considérations cliniques relatives à la pathologie humaine. Cependant, comme nous avons nos malades spécialement consacrés à notre enseignement, disons-en quelques mots.

Vous vous rappelez les animaux auxquels nous avions enlevé les lobes cérébraux. Ils ont supporté cette opération diversement.

La grenouille et la carpe sont mortes dans la soirée. Peut-être la nature du milieu où ils sont destinés à vivre a-t-elle hâté ce fâcheux dénouement. On conçoit en effet que les parties contenues dans le crâne et le rachis se trouvant à macérer dans une eau impure, n'ont pu continuer à remplir leurs délicates et importantes fonctions.

Quant au pigeon, il a vécu treize jours. Pendant tout ce temps il a été gai, agile, mangeant de bon appétit, et prenant lui-même ses aliments. C'est là une particularité que je n'avais pas encore observée, car en général les animaux privés de lobes cérébraux perdent la faculté de pourvoir à leur alimentation, et on est obligé de les nourrir. Ce pigeon mangeait seul. On s'est assuré par l'autopsie que les lobes avaient été entièrement enlevés; ainsi ce résultat est nouveau pour moi. Nous répéterons ces expériences afin de vérifier si le même fait se reproduira.

Voici l'autre pigeon dont nous avions transpercé la tête avec des épingles. Celles-ci sont tombées depuis peu de jours, et l'animal est complétement guéri, à tel point qu'on ne pourrait sentir avec le doigt les points cicatrisés du crâne. Il nous servira à d'autres expériences.

Expérience (*Canard*). Nous profiterons des quelques minutes dont nous pouvons disposer encore, pour enlever les lobes cérébraux d'un canard. Les oiseaux de cette espèce supportent admirablement bien cette soustraction. Vous en jugerez.

J'emporte d'un coup de scalpel la voûte du crâne, puis avec le manche de l'instrument j'enlève par lambeaux les lobes du cerveau. C'est déjà fait : vous voyez qu'il faut ici plus d'habitude que de temps. Les os saignent peu, car leurs cellules sont remplies d'air au lieu de sang, circonstance heureuse, puisqu'elle s'oppose à une hémorragie consécutive dans le crâne. Je rapproche les téguments, afin de préserver les parties restantes de l'encéphale des injures de l'air ou des corps étrangers.

C'est une chose extraordinaire que l'innocuité de cette expérience sur ces animaux. Un canard dont la tête est presque vidée, ne diffère pas, par ses allures et sa manière de se comporter, d'un canard dont le cerveau est intact. Vous en avez la preuve vivante sous les yeux.

On surveillera l'animal, et on vous en rendra un compte exact.

QUATORZIÈME LEÇON.

1 mars 1839.

SOMMAIRE. Examen du poids d'un cerveau hypertrophié.— Compression du cerveau dans l'hypertrophie.

Protubérance annulaire. Anatomie de la protubérance.—Disposition des fibres transversales et des fibres antéro-postérieures de la protubérance.—Tubercules quadrijumeaux. —Valvule de Vieussens et aqueduc de Sylvius.—Anatomie comparée de la protubérance.—Expériences sur la sensibilité de la protubérance.—Degré de sensibilité de l'aqueduc.— Section des corps striés.—Effets de cette section.—Influence des tubercules optiques sur les mouvements.—Examen d'une pièce pathologique.

MESSIEURS,

Je ne me trompais pas en vous disant dans la dernière séance que la jeune fille dont nous examinons le système nerveux central avait succombé à une hypertrophie du cerveau. Indépendamment du volume de l'organe qui était évidemment trop considérable pour la capacité du crâne, je me suis assuré que son poids dépassait de beaucoup celui du cerveau d'un adulte du même âge, de la même force, et dont la tête offrait à l'extérieur les mêmes proportions. Voici en effet les chiffres que nous avons obtenus.

Poids total de l'encéphale de notre jeune fille.	1310 grammes
Le cerveau pesait.	1120 g.
Le cervelet et la protubérance	190 g.

Comparez maintenant ces chiffres avec ceux que nous ont donnés les mêmes parties de l'encéphale d'un adulte, mort sans accidents cérébraux.

Poids total de l'encéphale d'un adulte . . .	1140 grammes
Le cerveau pesait.	1005 g.
Le cervelet et la protubérance.	135 g.

C'est donc une différence de 170 grammes en plus pour l'encéphale hypertrophié.

Le liquide céphalo-rachidien était à peu près en égale quantité dans le crâne de ces deux sujets, de sorte que l'excès de poids a dû porter en totalité sur le tissu cérébral même.

Vous comprenez qu'il n'est pas indifférent pour l'exercice normal des fonctions du cerveau, que cet organe subisse spontanément une augmentation considérable de volume, surtout quand on songe à la résistance de la boîte crânienne. Représentons par 10 le poids de la masse cérébrale, alors que son jeu est intact. Ce poids se trouve subitement porté à 12 : croyez-vous que le cerveau continuera à fonctionner comme auparavant ? La chose est impossible, car où se logera ce surcroît de substance ? Ça ne pourra être que dans le crâne, et dans le crâne conservant sa capacité première, puisque les parois en sont inflexibles. Il sera donc de toute nécessité que la pulpe encéphalique se presse et se tasse, afin que le même espace contienne son volume augmenté. Quelles seront les parties du cerveau qui souffriront le plus de cette addition de matière ? La gêne sera la même pour toutes, en vertu de la loi d'égalité de pression.

Puisque les fonctions organiques se troublent,

et que la vie cesse, dès l'instant où certains points de l'encéphale sont comprimés au-delà de leurs limites naturelles, vous vous expliquez sans peine le mécanisme de la mort de notre jeune fille. Je crois donc inutile d'entrer à cet égard dans de plus longs développements.

Nous allons maintenant reprendre la suite de nos études sur la sensibilité de diverses parties du système nerveux central.

Vous devez actuellement savoir à quoi vous en tenir sur les divers degrés de sensibilité des hémisphères cérébraux et du cervelet. Un assez grand nombre de séances ont été consacrées à ces recherches tout expérimentales. Parlons aujourd'hui de la protubérance annulaire.

La protubérance annulaire, ainsi nommée parce qu'elle forme une sorte d'anneau autour des prolongements du bulbe rachidien, a reçu une multitude d'autres dénominations, qui n'apprennent rien non plus sur ses usages. Ainsi qu'on l'appelle le *Pont* avec Varole, l'*isthme* avec Ridley, le *nœud* avec Sœmmering, le *mésocéphale* avec Chaussier, tout cet attirail de mots est sans valeur aucune. Mieux vaudrait, à coup sûr, attacher son nom à une découverte utile, qu'à une épithète oiseuse,

Quoi qu'il en soit, cette portion de l'encéphale est extrêmement importante à étudier, pour le physiologiste et l'anatomiste, parce qu'elle offre des détails de structure tres-tranchés, très-visibles, qu'il sera peut-être possible de rattacher un jour au mécanisme des fonctions. Déjà même on est sur la voie de résultats qui semblent devoir confirmer cet espoir.

Pour que vous puissiez bien comprendre le genre d'expériences dont la protubérance sera le sujet, permettez-moi de vous rappeler sommairement la disposition des parties qui la composent. Si vous n'aviez pas présentes à l'esprit la marche et la direction des faisceaux médullaires qui en partent ou y aboutissent, nos conclusions pourraient parfois vous paraître erronées. Rien ne doit être négligé quand il s'agit de détails aussi délicats. Vous devez vous représenter la protubérance comme formée d'une multitude de pièces ayant chacune ses usages propres, et si vous ignorez la moindre relation anatomique qui fait de ces différentes pièces un tout collectif, les phénomènes passeront sous vos yeux sans que vous saisissiez l'intelligence de leur ensemble.

Située sur la ligne médiane, la protubérance repose sur le plan incliné de la gouttière basilaire, et est intermédiaire au cerveau et au cervelet. Elle communique avec le cerveau par les pédoncules cérébraux, et avec le cervelet par le bulbe rachidien.

Ce qui frappe tout d'abord dans l'aspect de la protubérance, soit qu'on examine sa surface externe, soit qu'on pénètre dans son organisation intérieure, c'est la disposition fibreuse de sa substance. Ainsi on voit des faisceaux marcher dans tel sens, d'autres faisceaux croiser les premiers, et marcher dans un sens diamétralement opposé. Sont-ce là de véritables fibres? Non, si par fibres vous entendez la réunion de fibrilles qui se décomposent en filaments plus ténus. Vous ne retrouvez pas dans la fibre cérébrale cette texture propre à la fibre musculaire. Il vous sera facile d'isoler un faisceau soit transversal soit longitudinal dans la protubérance, mais vous essaieriez en vain de le subdiviser en faisceaux de plus en plus petits ; car, arrivé à un certain degré de division, vous ne pourriez aller au-delà. Ces faisceaux d'apparence fibreuse auraient donc quelque analogie, éloignée sans aucun doute, avec les filons de certaines mines. Figurez-vous une sorte de traînée nerveuse, s'étant fait jour dans l'épaisseur de la protubérance, ou s'étant répandue à sa surface ; elle se distribuera dans une multitude de directions, sous forme de cylindres, de stries, de bandelettes; mais au centre de chacun de ces dessins est une texture amorphe.

Nous conserverons cependant l'expression de *fibres* puisqu'elle est consacrée par l'usage. Rappelez-vous seulement le sens que nous y attachons.

Il existe dans la protubérance deux espèces de fibres parfaitement distinctes ; les unes sont antéro-postérieures, les autres transversales. Voici comment elles se comportent.

Les fibres transversales occupent la face inférieure de la protubérance. Disposées en faisceaux parallèles, elles décrivent la courbe que figure le pont, et se portent en dehors et en arrière pour constituer les pédoncules cérébelleux. Il suit de là que ces pédoncules ne sont autre chose que la réunion des fibres transversales contournées sur elles-mêmes.

Les fibres antéro-postérieures ou longitudinales

sont situées sur un plan supérieur. Pour les rendre bien apparentes, il suffit d'enlever avec le manche du scalpel la partie de la protubérance qui déborde le niveau des pyramides antérieures. On voit alors de la manière la plus manifeste des faisceaux blancs faisant suite à des pyramides, et allant se continuer avec les pédoncules cérébraux. Si la préparation est bien faite, vous aurez peine à retrouver le point précis où la pyramide quitte son nom pour traverser le pont, et celui où elle devient pédoncule cérébral, tant la marche de ses fibres est régulière et tranchée.

Les fibres transversales non-seulement coupent la direction des fibres antéro-postérieures, dans l'épaisseur de la protubérance, mais elles s'entremêlent intimement avec elle, de sorte qu'il y a comme une sorte de fusion entre ces deux ordres de fibres. On reconnaît toutefois leur destination réciproque. Nous savons que les unes vont former les pédoncules cérébraux, les autres les pédoncules cérébelleux.

La pyramide postérieure n'entre pas dans le pont comme l'antérieure. Elle se dirige en dehors, constitue latéralement la limite du quatrième ventricule, en laissant entre elle et sa congénère un espace lozangique, se joint au pédoncule du cervelet, qu'elle concourt à former, et se prolonge jusqu'à la valvule de Vieussens.

Quant au faisceau latéral du bulbe, il envoie dans la protubérance des fibres qui marchent longitudinalement, et gagnent le pédoncule cérébral.

Ces circonstances anatomiques sont-elles liées

à des fonctions dont la structure des parties nous donnera la clé ? Y a-t-il quelque relation entre la direction des fibres et celle des mouvements? Ce sont là toutes questions du ressort de la physiologie expérimentale. Bientôt nous en aurons la solution.

Si on examine la protubérance par sa face supérieure, on y aperçoit quatre éminences régulièrement placées sur les côtés de la ligne médiane. Ce sont les tubercules quadrijumeaux. Les deux antérieurs ont reçu le nom barbare de *nates*, les deux postérieurs plus petits, celui de *testes*. Sous eux est creusé l'aqueduc de Sylvius.

Ces tubercules sont extrêmement remarquables par les connexions qu'ils ont avec diverses parties de l'encéphale.

Les tubercules quadrijumeaux antérieurs se continuent avec la couche optique dont ils sont séparés par un sillon peu profond. Ils fournissent une des racines d'origine du nerf optique, au niveau du corps géniculé externe. C'est pour ce motif qu'ils ont reçu dans certaines classes animales le nom de tubercules ou lobes optiques. On a eu raison de les désigner ainsi; car vous verrez plus tard que les tubercules quadrijumeaux antérieurs sont en rapport avec l'exercice de la vision.

Les tubercules quadrijumeaux postérieurs sont moins volumineux que les antérieurs. J'appellerai votre attention sur les deux prolongements médullaires qui en partent pour se rendre dans l'épaisseur du cervelet : ce sont les *processus cerebelli ad testes*. Ils se présentent sous l'aspect de deux lamelles, séparées par la valvule de Vieussens, concourant à former la voûte de l'aqueduc, et confondues par leur bord externe avec la circonférence du pont. Leur extrémité antérieure aboutit aux tubercules testes, la postérieure au noyau central des lobes cérébelleux.

Ainsi des quatre tubercules quadrijumeaux, les deux antérieurs sont liés avec les nerfs et les couches optiques, les deux postérieurs avec le cervelet.

La valvule de Vieussens est une lame mince, de substance blanche, remplissant l'intervalle que laissent entre eux les deux processus dont nous venons de parler. Elle paraît résulter de l'épanouissement des pédoncules cérébelleux. Sa face postérieure répond au vermis supérieur, l'antérieure concourt à former l'aqueduc.

Enfin, le noyau central de la protubérance est creusé d'un canal qui s'ouvre dans le troisième et le quatrième ventricule, et fait communiquer ces deux cavités entre elles. L'épithète d'*aqueduc*, par laquelle on désigne ce canal, exprime à merveille sa disposition et ses usages.

Telles sont les diverses parties qui entrent dans la composition de la protubérance. Je n'ai signalé d'une manière spéciale que les détails qui ont quelque intérêt pour nous sous le point de vue physiologique : quant à une étude plus complète, je vous renvoie à l'anatomie descriptive.

Puisque nous allons essayer par des expériences d'éclairer l'histoire de la protubérance annulaire, disons un mot de sa disposition particulière sur les animaux qui vont nous servir à ces recherches.

Le pont et les pédoncules cérébelleux n'existent que chez l'homme et les mammifères.

L'homme est de tous les animaux celui qui offre les tubercules quadrijumeaux les moins développés. Il n'y a que deux tubercules chez les oiseaux, les reptiles et les poissons; mais ils acquièrent un volume considérable; les oiseaux surtout en présentent d'énormes, relativement au volume de l'encéphale; ce sont de véritables lobes qu'on appelle à juste titre *lobes optiques*, puisque les nerfs optiques en proviennent exclusivement.

Il existe chez les chiens et les lapins quatre tubercules comme chez l'homme; seulement leurs rapports ne sont pas tout-à-fait les mêmes.

Dans bon nombre d'animaux ces tubercules sont creux à l'intérieur et remplis de liquide comme les ventricules.

Quant à la conformation intérieure de la protubérance, on y trouve de la substance blanche et de la substance grise; on y rencontre aussi cette matière particulière que Sœmmering a désignée sous le nom de *matière noire cérébrale*.

Nous voici arrivés maintenant à la question expérimentale. Vous n'avez pas oublié que nous nous occupons pour le moment de la sensibilité, nous réservant de revenir plus tard sur les fonctions spéciales dévolues à chaque partie isolée du système nerveux central.

EXPÉRIENCE (*Lapin*). Je veux d'abord que vous jugiez par vous-mêmes si la protubérance est sensible. Nous allons l'attaquer par sa face antérieure.

J'enlève sur ce lapin la voûte du crâne et les

lobes cérébraux. C'est une opération bien facile et bien simple. Vous apercevez en arrière du quatrième ventricule les tubercules quadrijumeaux et la face supérieure de la protubérance : nous pourrons juger aisément de la sensibilité de ces parties.

J'absterge avec une éponge fine le sang qui s'échappe des sinus veineux que nous avons été forcés d'ouvrir. Vous avez dû remarquer que chaque fois que je touche à la protubérance, l'animal fait un mouvement convulsif qui paraît provoqué par une vive souffrance. Pour vous prouver que les débris des lobes cérébraux ne sont pour rien dans cette manifestation de douleur, c'est que si je les presse ou les froisse seuls, l'animal reste impassible : il ne s'agite que quand je porte l'éponge plus en arrière.

Nous serons plus certains encore des points que nous toucherons, en nous servant d'un petit stylet mousse.

J'approche du bord antérieur de la protubérance l'extrémité de l'instrument. Il suffit, vous l'avez vu, du plus léger contact pour que tous les signes d'une souffrance aiguë apparaissent. Vous noterez encore que quand je touche au tubercule quadrijumeau antérieur droit, l'animal renverse sa tête à droite, qu'il la renverse à gauche, au contraire, quand je touche le tubercule gauche. On dirait d'un lapin dressé au commandement, excepté qu'au lieu d'obéir à ma voix, il cède à une force irrésistible que je développe à mon gré, en m'adressant à certains points de l'encéphale.

Il est donc de toute évidence que la surface externe de la protubérance est sensible, et que même cette sensibilité est poussée à un très haut degré. Nous aurons plus d'une fois l'occasion de constater ce fait dans nos expériences ultérieures.

Je vais chercher à introduire le stylet dans l'aqueduc de Sylvius. Vous apercevez l'orifice antérieur de ce canal s'ouvrant dans le troisième ventricule, au-dessous de la commissure postérieure, au-devant des tubercules optiques. Cet orifice est très reconnaissable en ce que chaque fois que l'animal fait un effort ou une grande expiration, quelques gouttes de liquide sortent par un petit pertuis, pour rentrer ensuite dans l'aqueduc et le rachis au moment de l'inspiration. Ce phénomène, très apparent sur ce lapin, vous montre la communication libre du troisième et du quatrième ventricule, ainsi que la perméabilité de la membrane que j'ai signalée au niveau du calamus scriptorius.

Je fais pénétrer le stylet dans l'aqueduc. Il est entré de près de deux lignes, cependant l'animal ne donne aucun signe de sensibilité. Je crois être bien arrivé dans l'intérieur du canal, et ne pas en avoir lésé les parois, car je n'ai senti aucune résistance. Il semblerait donc, par cette expérience, que la partie centrale de la protubérance est insensible, du moins pour ce qui regarde le trajet que parcourt l'aqueduc.

J'ai retiré l'instrument avec précaution ; à sa sortie, l'animal n'a pas paru souffrir davantage qu'à son entrée. Ceci me paraît extrêmement curieux. Jamais encore je n'avais fait cette expérience, et j'avoue que j'étais bien loin d'en soupçonner le résultat.

Serait-ce que la sensibilité de ce lapin a été émoussée, et qu'il n'est plus apte à percevoir la douleur ? Nous allons facilement en juger.

Je touche avec le même stylet la surface supérieure du pont, au voisinage des tubercules quadrijumeaux, et aussitôt l'animal s'agite et souffre. Il n'a donc rien perdu de sa sensibilité. Revenons à l'aqueduc.

Je réintroduis dans ce canal, comme la première fois, l'extrémité mousse du stylet. Les résultats sont encore négatifs. L'animal reste parfaitement calme, bien que l'instrument soit enfoncé à la profondeur de deux ou trois lignes. Pénétrons un peu plus loin, et des phénomènes particuliers nous indiqueront que nous sommes arrivés près de l'origine de la huitième paire. Effectivement l'animal vient de tomber sur le côté, et il se débat comme aux approches de la mort. J'espère toutefois qu'il ne va pas succomber. C'est que nous avons touché un point d'une sensibilité exquise.

Le voici qui se remet. Il remonte sur ses pattes, et malgré ses blessures, il fait assez bonne contenance. Je ne vous le donne pas comme un animal très bien portant ; mais cependant nous pouvons le faire servir à quelque expérience.

Bien que nous ayons actuellement pour objet spécial de vérifier quels sont les points sensibles de l'encéphale, je veux cependant vous indiquer en passant quelques-unes des propriétés appartenant à chaque portion du système nerveux central. Vous vous accoutumez ainsi à l'ensemble des faits, et plus tard vous suivrez plus parfaitement l'analyse détaillée de chacun.

Ainsi, par exemple, je vais couper et extraire les corps striés; vous allez voir l'animal courir en avant comme emporté par une impulsion irrésistible.

Il vient en effet de partir comme un trait; je suis obligé de le retenir, et vous voyez qu'il conserve l'attitude de la fuite. Sa tête est allongée, ses pattes de devant tendues, semblable à un lapin en liberté que vient d'effrayer un léger bruit, et qui s'oriente afin de diriger sa course loin du danger.

Voulez-vous voir l'animal se renverser fortement la tête sur l'épaule droite, et tourner sur lui-même? Je n'ai qu'à piquer le tubercule optique du même côté. Le voilà maintenant dans la position que j'ai indiquée; et même je suis surpris qu'après toutes ces mutilations qu'a subies le cerveau, nous obtenions des effets aussi tranchés.

Je vais faire périr l'animal, afin de mettre un terme à ses souffrances. J'ouvre le rachis en enlevant l'arc postérieur des vertèbres cervicales et le ligament occipito-atloïdien. Assurons-nous que la partie centrale du cordon médullaire est insensible. Vous me voyez embrocher avec un stylet toute l'épaisseur de la moelle en la transperçant de part en part, et l'animal paraît ne pas souffrir. Nous venons de constater la même insensibilité dans la partie centrale du pont. C'est chose extrêmement remarquable que cette distribution inégale de la faculté de percevoir la sensation de la douleur, et jamais on ne se serait imaginé que le même organe pût être insensible à l'intérieur, et doué à l'extérieur d'une sensibilité si parfaite.

Enfin je coupe en travers le bulbe rachidien. L'animal n'existe plus.

Je ne ferai pas d'autre expérience aujourd'hui, parce que nous n'avons pas d'animaux assez jeunes. Nous emploierons les instants qui nous restent à examiner une pièce pathologique qui a été prise ce matin dans la salle d'autopsie de l'Hôtel-Dieu, et apportée à mon laboratoire. Comme je n'ai pas de renseignements sur le malade auquel elle a appartenu, je me bornerai à vous signaler ce qu'elle présente de plus intéressant.

Vous apercevez une couche purulente revêtant la face inférieure de la masse encéphalique, et pénétrant dans les sillons qui séparent les circonvolutions. Son siége exact est facile à indiquer. Si vous soulevez, comme je le fais maintenant, la pellicule transparente qui l'enveloppe, vous reconnaissez cette petite membrane pour être le feuillet viscéral de l'arachnoïde, et par conséquent la matière épanchée occupe l'espace sous-jacent. Presque tout le liquide céphalo-rachidien a disparu dans ce point; car il s'est combiné intimement avec la couche purulente, et on pourrait croire au premier abord qu'il n'existe pas. Une partie du liquide a dû s'imbiber aussi à travers le feuillet arachnoïdien, et s'évaporer par le contact de l'air, dès l'instant où les parois du crâne et la dure-mère ont été enlevées. Cependant vous retrouvez dans divers points, de petites collections fluides; mais elles sont troubles, floconneuses, et elles tiennent en dissolution ou en suspension quelques fragments puriformes, de même nature que ceux qui sont étendus en nappe, à la surface de l'encéphale.

Le tissu vasculaire de la pie-mère ne paraît pas intact. Il est épaissi et adhère plus intimement à la substance cérébrale, qui est elle-même ramollie. Ces altérations se comprennent facilement, puisque la pie-mère est l'appareil sécréteur du liquide cérébro-spinal, et que ce liquide est manifestement modifié dans ses propriétés et sa composition.

En examinant la face externe des hémisphères, on voit qu'elle n'a plus son poli habituel. Elle paraît parsemée de petites granulations fibrineuses, qu'on sent et qu'on déplace aisément avec le doigt, sans déchirer ni intéresser d'aucune manière les points sur lesquels elles reposent. C'est qu'elles ont été charriées par le liquide, et qu'elles n'ont pas pris naissance là où on les observe. Vous les retrouvez pareillement à la surface du cervelet, autour du bulbe, du mésocéphale, dans tous les points en un mot où pénètre le liquide.

Elles devront donc exister pareillement dans les cavités encéphaliques. Nous allons le vérifier.

J'incise, sur la ligne médiane, le corps calleux et la voûte, de manière à pénétrer dans le ventricule moyen : les deux latéraux s'aperçoivent parfaitement à droite et à gauche, et vous jugez par leurs dimensions considérables que le liquide céphalo-rachidien était augmenté de volume. Si vous n'en trouvez pas ici une collection notable, c'est que l'entrée des ventricules est très dilatée, et que le liquide s'est échappé par là quand on a extrait le cerveau du crâne. Vous rencontrez cependant des grumeaux puriformes déposés sur les parois des cavités encéphaliques, preuve que l'épanchement de la base a pénétré à l'intérieur de la masse cérébrale, ce qui est parfaitement d'accord avec ce que nous savons des mouvements du liquide céphalo-rachidien.

Cette pièce pathologique n'a d'intérêt pour nous que sous le rapport de la solidarité des diverses portions de ce liquide, dans quelque localité qu'il se trouve. C'est ce qui fait le danger de ce qu'on appelle la méningite. Mieux vaudrait avoir une lésion du tissu cérébral, au centre de l'hémisphère, par exemple, qu'une altération du liquide; car cette altération ne peut jamais rester locale, et le plus souvent elle réagit sur tout le système nerveux central. Puisque dans nos expériences, de l'eau distillée, à la température du corps, injectée dans le crâne pour remplacer le liquide; céphalo-rachidien, détermine des accidents très graves, que sera-ce si ce liquide revêt tout d'un coup le caractère purulent? Les accidents devront avoir une bien autre gravité.

Aussi, je ne doute pas que le malade dont nous venons d'examiner le cerveau n'ait succombé avec tous les signes qui caractérisent les affections cérébrales du plus mauvais caractère. Le sentiment et le mouvement ont dû être dans les premiers moments exaltés et pervertis : puis les phénomènes de compression ont apparu, et la mort est survenue au milieu d'un état comateux.

C'est ainsi, du moins, que les choses se passent le plus ordinairement. Je regrette que nous n'ayons point de renseignements sur la maladie de cet homme ; car le témoignage des faits est toujours préférable aux assertions les plus rationnelles, et nous savons par expérience, que l'erreur est possible, alors même qu'on croit être le plus sûr de l'éviter.

QUINZIÈME LEÇON.

6 mars 1839.

SOMMAIRE. Canard privé de ses lobes cérébraux.—Pigeon dont la tête est traversée par des épingles.—Procédé pour expérimenter sur les fibres de la protubérance.—Expérience sur la section de diverses parties de l'encéphale au moyen de petites lames enfoncées dans le crâne.—Effets de la section d'un pédoncule du cervelet.—Etat particulier des yeux après cette section.—Expérience déterminant des phénomènes tétaniques.—Expérience sur la section des fibres transversales de la protubérance.—Forces opposées qui se font équilibre dans le cerveau.—Effets de la section des deux pédoncules du cervelet.—Ce qui arrive quand les deux pédoncules ne sont pas coupés à la même hauteur.

MESSIEURS,

Vous n'avez pas oublié l'expérience que nous avons faite il y a aujourd'hui huit jours sur un canard auquel les lobes cérébraux ont été extraits en totalité. Je voulais voir combien de temps l'animal pouvait vivre en cet état, et surtout s'il conserverait la faculté de prendre lui-même ses aliments; question importante à éclaircir, puisque, contrairement à ce que l'on observe d'ordinaire, un pigeon, privé par nous de son cerveau, s'était nourri seul, sans qu'il fût besoin de lui faire avaler ses aliments. Voici ce que ce canard nous a offert.

Ainsi que je l'avais prévu, sa santé générale ne s'est nullement ressentie de la soustraction des lobes cérébraux. Le premier étonnement passé, il a repris ses habitudes et ses promenades : seulement il paraissait moins porté au mouvement. Je ne saurais affirmer que sa vue fût entièrement abolie; car il cherche et trouve facilement le baquet où est son eau, et l'assiette où est son grain. Il se plaît à barbotter comme auparavant, et à en juger par la quantité d'aliments qu'il consomme, il mange avec plaisir et appétit. Ce résultat paraît donc se rapprocher de celui que nous avons obtenu sur le pigeon dont je viens de vous parler. Le plus souvent cependant les animaux auxquels on enlève les lobes cérébraux semblent privés de ce besoin instinctif qui porte à se nourrir, et il faut qu'on pourvoie à leur alimentation, sans quoi ils se laisseraient périr de faim.

Je vous prie de remarquer l'espèce de tic que ce canard a pris depuis l'opération qu'il a supportée. A tout moment, il secoue la tête transversalement, comme pour faire un geste négatif. Je ne prétends pas qu'il veuille désapprouver quoi que ce soit; mais le fait est que si on pouvait supposer une intention de blâme de la part de l'animal, il ne pourrait la manifester d'une manière plus expressive.

Ceux d'entre vous, messieurs, qui me font l'honneur de venir quelquefois à ma visite à l'Hôtel-Dieu, se rappellent sans doute une femme, placée dans ma salle, qui ne cesse pas un seul instant de crier, *non! non! non!* en accompagnant ces exclamations d'un mouvement de tête qui exprime une négation. C'est là un genre de chorée tout particulier : on a beau recommander à la malade le silence, elle paraît faire effort pour se contenir; mais elle n'interrompt pas ses cris et ses gestes de tête, car une force irrésistible semble diriger sa voix et ses mouvements.

Je ne veux établir aucuns rapprochements entre cette femme et l'animal que vous avez maintenant sous les yeux, attendu que ce serait courir après des analogies forcées. Cependant il est permis de se demander s'il n'y a pas dans le cerveau certaines parties qui présideraient spécialement aux actes par lesquels se manifeste la volonté négative. Lorsque nous voyons diverses portions de l'encéphale liées les unes avec le mouvement en avant, d'autres avec le mouvement en arrière, d'autres avec des mouvements rotatoires dans tel ou tel sens, qu'y aurait-il d'étonnant à ce que la faculté de porter la tête dans certaines directions fût soumise à des influences cérébrales de même nature?

Le pigeon auquel nous avions transpercé la tête avec des épingles continue à jouir d'une parfaite santé. Je vais lui enlever ses lobes cérébraux pour voir comment il supportera cette opération. Il a déjà fait ses preuves, et j'espère qu'il résistera avec le même succès à cette seconde expérience.

(Le professeur extrait du crâne les hémisphères du cerveau sans toutefois toucher aux parties profondes de la masse encéphalique. On surveillera l'animal, et on rendra compte de son état.)

Les pigeons supportent moins bien que les canards la soustraction des lobes cérébraux. Chez ceux-ci, elle n'est suivie d'aucuns accidents immédiats, et si plus tard des phénomènes graves apparaissent, cela tient aux changements survenus dans les enveloppes cérébrales par suite du travail de cicatrisation. Nous aurons l'occasion de revenir sur ces questions.

Maintenant, messieurs, nous allons reprendre nos études sur les propriétés les plus apparentes de cette masse nerveuse centrale appelée protubérance.

Les considérations anatomiques dans lesquelles nous sommes entrés semblent nous indiquer la marche la plus naturelle pour les expériences propres à éclairer les fonctions de cet important appareil. Puisque les faisceaux médullaires qui constituent le pont ont une direction bien tranchée, les unes dans le sens antéro-postérieur, les autres dans le sens transversal, il nous faudra les attaquer isolément : c'est le seul moyen de bien saisir ce qui leur appartient. Rappelez-vous que par ses connexions la protubérance est liée au cervelet, au cerveau et à la moelle allongée. Il vous serait impossible de suivre nos expériences, si vous perdiez un instant de vue la distribution des fibres nerveuses, et leurs rapports les unes avec les autres.

Il y a différentes manières d'arriver à la protubérance. Ou bien on met l'encéphale à nu, en enlevant les parois crâniennes, et on touche les points que l'on voit en guidant l'instrument avec l'œil; ou bien on laisse le crâne en place, et on se contente de le traverser avec de petites lames d'acier qu'on dirige vers les endroits qu'on veut atteindre. Vous nous avez vu déjà employer ces deux procédés dans des expériences antécédentes : le premier est plus facile, et on sait mieux ce que l'on fait. Le second expose moins aux hémorragies ; mais on va un peu en aveugle, et si on s'écarte d'une fraction de ligne de l'itinéraire que doit parcourir l'instrument dans la cavité crânienne, l'expérience est manquée. Nous emploierons selon les circonstances l'une ou l'autre manière d'agir, avec cette précaution indispensable d'avoir sous les yeux la tête et le cerveau d'un animal de la même espèce que celui sur laquelle nous devrons opérer. Si on se fie à ses seuls souvenirs anatomiques, on s'expose à ne pas apporter autant de précision dans des expériences où il s'agit avant tout d'atteindre exactement le point que l'on cherche.

Commençons.

Expériences (*Lapin*). Voici un jeune lapin auquel j'ai voulu couper, avant la leçon, le pédoncule droit du cervelet, au moyen d'une petite lame d'acier enfoncée dans le point correspondant du crâne. Il porte avec lui l'instrument de sa blessure à la partie postérieure et droite de la tête. Je doute que nous ayons touché ce pédoncule, car l'animal n'a pas éprouvé dans le moment même les effets qui caractérisent cette lésion. Il s'est mis à se dresser sur ses pattes de derrière, étendant fortement celles de devant, et renversant sa tête en arrière pendant que ses yeux étaient tournés fixement en haut. Cette attitude s'est prolongée quelques instants, puis l'animal s'est mis à reculer comme si quelque chose l'effrayait. Cependant il est redevenu plus calme, et a repris ses allures à peu près naturelles.

Lui ayant pincé la queue pour le faire avancer, il s'est décidé à marcher en avant ; mais au lieu de suivre une ligne directe, il décrivait un cercle de gauche à droite, c'est-à-dire dans la direction du côté de sa blessure. Son corps était également courbé dans le même sens. Il a fait ainsi plusieurs fois le tour du laboratoire, décrivant une sorte de mouvement de manége.

Vous voyez qu'il conserve encore la même tendance à tourner à droite. Le voilà sur la table, qui se promène sans paraître beaucoup souffrir ; mais il pivote plutôt sur lui-même qu'il ne s'éloigne du point où il a été déposé d'abord.

Je vais essayer d'introduire une seconde lame et de toucher le pédoncule. Je m'aperçois maintenant que celle que j'avais enfoncée était trop en arrière.

Répétons l'expérience en prenant mieux nos mesures. Je réintroduis une seconde lame, et j'ai la certitude que le pédoncle du cervelet est blessé; car vous voyez l'animal se rouler sur lui-même, les yeux tournés en sens inverse, l'un regardant en haut et l'autre en bas. Malheureusement il s'est fait une hémorragie dans l'intérieur du crâne; elle se révèle à nous par tous les signes propres à la compression du cerveau. Aussi les mouvements se ralentissent et s'arrêtent ; l'animal est maintenant couché sur le dos, et ses membres sont dans une résolution complète. Il va promptement succomber.

La respiration est suspendue : tout indique que la vie a cessé. Nous pouvons faire l'autopsie.

Je détache les parois crâniennes sans toucher aux petites lames, afin de laisser celle-ci en place, et de bien constater le lieu qu'elles occupent. Nous voyons d'abord que le bulbe est entouré d'un caillot sanguin qui s'enfonce dans la cavité du quatrième ventricule, et qui a nécessairement comprimé toutes ces parties; voilà pour la cause de la mort.

La lame que nous avons enfoncée la première a traversé le lobe droit du cervelet, et piqué légèrement le bord latéral de la moelle. Ces lésions nous expliquent, ainsi que vous le saurez plus tard, les mouvements de recul et de manége que cet animal nous a présentés, et que nous reproduirons à volonté dans d'autres expériences.

La seconde lame a coupé le pédoncule cérébelleux droit, dans les deux tiers de son épaisseur. Vous comprenez maintenant pourquoi l'animal s'est mis spontanément à rouler de gauche à droite, et sous quelle influence ses yeux ont offert ce singulier strabisme. Entrons à ce sujet dans quelques développements.

La section d'un des pédoncules du cervelet détermine des effets constants. L'animal roule latéralement comme vous venez de le voir, du côté où le pédoncule est coupé, et quelquefois avec une telle rapidité qu'il fait plus de soixante révolutions par minute. C'est exactement le même exercice que celui auquel se livrent les enfants quand ils se laissent glisser sur un plan incliné, de manière que leur corps représente un cylindre allongé et tourne comme un fuseau. Ce mouvement est d'autant plus rapide chez les animaux que la section des pédoncules est plus rapprochée de leur point de communication avec le pont de Varole.

Un lapin que je venais de soumettre à cette expérience, roula devant moi pendant plus de deux heures sans s'arrêter un seul instant. Si sa rotation se trouvait empêchée par un obstacle mécanique, il continuait à faire les efforts nécessaires pour le surmonter, et, redevenu libre, il repartait avec la même vélocité. Je me serais fatigué plus vite de l'examiner que lui de tourner : je le plaçai donc dans un panier rempli de foin, en ayant soin de mettre des aliments à sa portée. La nuit se passe, et je n'y songe plus, persuadé qu'il repose. Quelle fut ma surprise, le lendemain, en voyant le lapin tournant toujours de la même façon que la veille, et ficelé de foin comme une bouteille qu'on veut emballer. Il paraissait bien portant d'ailleurs. Quand les parois du panier arrêtaient ses mouvements, il mangeait couché sur le dos et le nez en l'air, puis il recommençait à tourner comme auparavant.

J'ai vu ces mouvements rotatoires continuer pendant plus de huit jours, sans que les animaux parussent fatigués. Et pourtant ils n'avaient eu que quelques instants de repos.

Je vous ai fait remarquer, sur le lapin qui vient de nous servir, la position et les mouvements extraordinaires des yeux, après la section du pédoncule cérébelleux. C'est encore là un résultat qui ne manque jamais quand l'expérience est bien faite. L'œil du côté blessé se porte en bas et en avant: celui du côté opposé est fixé en haut et en arrière; ce qui donne à la face une étrange expression.

Comment expliquer cette espèce particulière de strabisme ? L'anatomie ne nous fournit aucuns renseignements propres à jeter quelque lumière sur la liaison qui existe entre l'organe de la vision et le pédoncule du cervelet. Pour beaucoup de physiologistes ce seraient des effets *sympathiques*. Mais c'est là justement qu'est la question; car je ne sache pas qu'on ait jamais attaché un sens scientifique au mot sympathie, qui n'exprime que l'idée de concomitance de deux sensations.

Pour moi, je déclare positivement que j'ignore pourquoi l'un des yeux se convulse en haut, l'autre en bas, à la suite d'une semblable blessure. Sont-ce les nerfs qui se distribuent aux muscles moteurs du globe oculaire, qui sont altérés ? On ne comprend pas qu'il puisse en être ainsi, puisque ces nerfs naissent loin du point lésé. La quatrième paire seule, par son voisinage du cervelet, serait exposée davantage; mais je me suis assuré par de nombreuses dissections, après la mort de ces animaux, qu'elle n'avait pas été atteinte. Et d'ailleurs supposons qu'elle le fût, vous n'auriez pas de phénomènes analogues. J'ai en effet la preuve expérimentale qu'en coupant isolément la quatrième paire sur un animal vivant, l'œil ne prend aucune de ces directions qui suivent constamment la section du pédoncule cérébelleux.

Autre difficulté. Pourquoi la lésion n'existant que d'un côté, les deux yeux sont-ils affectés simultanément ?

Continuons nos expériences et ne nous obstinons point à chercher à toute force des explications pour des problèmes qui n'en seront peut-être de longtemps susceptibles. Ainsi se trouve justifié ce que je vous disais au commencement de ce cours, en insistant sur la distinction des phénomènes physiques et des phénomènes vitaux, et sur la nécessité d'étudier à part ces deux ordres de phénomènes.

Deuxième lapin. Voici un lapin sur lequel je voudrais couper les fibres longitudinales de la protubérance en écartant seulement les transversales. La chose n'est pas aisée, surtout à travers les parois osseuses du crâne. Nous allons essayer. Si nous touchons un autre point du cerveau, nous aurons d'autres symptômes, et l'expérience ne sera pas pour cela perdue.

J'enfonce une petite lame dans la région occipitale, au point qui me paraît correspondre à la portion du cerveau que je veux atteindre. L'animal vient de faire un mouvement brusque en arrière, et je crains qu'il ne se soit mortellement blessé. En effet, vous le voyez étendu sur le côté, la tête fortement infléchie sur la nuque, et les pattes agitées de secousses convulsives. Il est maintenant sans mouvement, mais tout son corps a une raideur tétanique. Quel point avons-nous touché ? nous ne le saurons qu'en ouvrant le crâne.

Déjà plusieurs minutes se sont écoulées depuis l'expérience faite sur ce lapin, et il conserve toujours sa même attitude. On le dirait atteint d'un tétanos véritable, de cette variété appelée *pisthotonos*. Vous n'êtes pas sans connaître les effets de la noix vomique, et vous savez qu'elle développe des accidents semblables à ceux-ci, si ce n'est qu'au lieu d'être persistants, ils sont passagers. On sait bien depuis mes travaux que cette substance agit sur la moelle épinière, mais on ignore le point précis où porte son action. Peut-être que si on trouvait un endroit du système nerveux central qui présidât à cette contraction exagérée et permanente des muscles, l'histoire du tétanos s'enrichirait d'une découverte importante. Que savons-nous sur la physiologie de cette terrible maladie ? ce que les praticiens en savent sur sa pathologie, c'est-à-dire absolument rien. Il est donc important d'examiner quelle blessure a pu développer ainsi spontanément chez ce lapin une raideur tétanique de tout le système musculaire.

Bien que l'animal soit mort maintenant, ses articulations conservent encore une rigidité notable. La tête, projetée en arrière, ne peut qu'avec effort être ramenée en avant. Les yeux sont à peine convulsés.

J'ouvre le crâne. Les méninges sont distendues par du sang qui s'est épanché à la surface de la plaie faite à l'encéphale. J'en détache des caillots assez volumineux. J'achève de les séparer en faisant tomber un filet d'eau sur toutes ces parties, de manière à bien nettoyer les endroits que l'instrument a touchés. Voyons maintenant quels sont ces endroits.

Le cervelet a été transpercé à la partie postérieure de son lobe moyen : le bulbe a également été atteint, mais seulement dans l'épaisseur d'une ligne, entre les corps restiformes. L'hémorragie a été fournie par la blessure d'un sinus.

Nous ne pouvons rien conclure encore de cette expérience, qui demande à être répétée pour qu'on puisse vérifier si les mêmes symptômes se reproduiront. Rappelons-nous toutefois que des phénomènes tétaniques ont pu être déterminés par la lésion de certaines parties de l'encéphale. Nous aurons plus tard à revenir sur la détermination plus précise des points qui président à la contraction forcée et permanente du système musculaire.

Troisième lapin. Afin d'être bien sûr de n'atteindre que ce que nous voudrons toucher, je vais mettre à découvert la substance nerveuse en enlevant les téguments et les masses musculaires qui revêtent la face postérieure du cou. Nous voici arrivés à l'intervalle qui sépare l'occipital de la première vertèbre cervicale. J'incise la membrane intermédiaire. Le liquide sous-arachnoïdien s'écoule avec un jet d'abord, puis simplement en nappe; l'inspiration suspend, l'expiration accélère l'écoulement. Je passe sur ces détails qui vous sont bien connus : c'est toujours la même série de phénomènes.

Vous apercevez au fond de la plaie le plancher et l'orifice inférieur du quatrième ventricule, ainsi que les deux cordons médullaires qui constituent par leur jonction le bec du calamus. Nous n'avons heureusement que très peu d'écoulement de sang; aussi nous sera-t-il facile d'agir en toute sécurité.

Mais avant de faire l'expérience, remarquez les modifications apportées par cette opération préliminaire aux attitudes et aux allures de l'animal. Il rampe plutôt qu'il ne marche : ses griffes s'accrochent sur ma table, et, prenant un point d'appui, enraient plutôt qu'elles ne facilitent la progression. Sa tête est penchée en avant; ses oreilles redressées et étendues au-dessus du front, obéissent à la traction des muscles antérieurs puisque les postérieurs ont été coupés. J'ai soin de laisser s'écouler quelque temps avant d'agir de nouveau, afin que l'animal puisse se remettre. Vous ne confondrez pas maintenant ce qui appartiendra à l'expérience avec ce qui dépend des blessures de la région cervicale.

Je veux couper d'un côté les fibres transversales de la protubérance. Nous avons vu que ces fibres se réunissent en faisceau pour constituer le pédoncule du cervelet; la section de ce pédoncule remplit donc parfaitement les indications expérimentales que nous nous sommes proposées.

Et d'abord annonçons ce qui va se passer. A peine le pédoncule sera coupé, que vous allez voir l'animal se rouler, de gauche à droite, si c'est le pédoncule droit; de droite à gauche, si c'est le pédoncule gauche. Les yeux vont en même temps affecter une direction opposée; l'un regardera en haut, l'autre en bas.

Je me sers d'un petit bistouri extrêmement déliée. J'en approche la pointe avec précaution du pédoncule cérébelleux droit; le voilà divisé. L'animal a fait une pirouette dans ma main, et maintenant que je ne le retiens plus, vous le voyez tourner latéralement de gauche à droite avec une rapidité extrême. Il offre pareillement le strabisme caractéristique dont je vous ai parlé. Les mouvements rotatoires se succèdent avec une telle fréquence, qu'il est évident que le pédoncule a été blessé tout près de son origine. J'ai rarement vu l'expérience aussi bien réussir que sur cet animal.

Si vous vous rappelez que les fibres sur lesquelles nous agissons sont dirigées d'un côté à l'autre côté du petit diamètre du crâne, vous serez naturellement portés à établir ici une certaine relation entre la structure des parties et leurs usages. Ainsi : fibres transversales, mouvements transversaux. Section du pédoncule droit, rotation à droite : section du pédoncule gauche, rotation à gauche. Les fibres parallèles au grand axe du cerveau restent intactes : même intégrité des mouvements du corps dans le sens de sa plus grande longueur.

Ne semble-t-il pas qu'il existe dans l'encéphale deux forces qui se font équilibre en passant à travers le cercle formé par le pont de Varole et le cervelet? Une fois l'équilibre rompu, ces forces agissent isolément suivant la direction des fibres qui les représentent.

Comment faire cesser les troubles qui succèdent à ce défaut d'harmonie? Vous ne pouvez restituer au pédoncule coupé la continuité de son tissu, et toujours ses fonctions se ressentiront de sa première blessure. Mais si vous vous attaquiez au pédoncule resté intact, n'y aurait-il pas moyen, en le soumettant à une section semblable, de le ramener aux mêmes conditions fonctionnelles que son congénère. Ici l'ordre ne naîtrait que par le retour du désordre. C'est ainsi, permettez-moi cette comparaison, que la claudication dépendante d'une inégalité de longueur des membres inférieurs cesserait dès l'instant où le membre plus long serait ramené aux dimensions du membre plus petit.

Eh bien ! messieurs, l'expérience a prouvé que les choses se passent ainsi que je viens d'avoir l'honneur de vous l'exposer sous forme de doute. Vous allez voir que la lésion du pédoncule sain rétablit l'équilibre, pourvu qu'elle soit faite à la même hauteur et à la même profondeur que celle du pédoncule primitivement atteint.

Notre lapin continue à tourner avec la même rapidité. Ses yeux regardent l'un en haut, l'autre en bas. Je vais répéter sur le pédoncule gauche la section que j'ai faite sur le droit, et il est probable que les mouvements rotatoires cesseront, et que les yeux reprendront leur direction normale.

Je commence par bien m'assurer des points précis où le pédoncule cérébelleux droit a été coupé. L'instrument est dirigé vers le pédoncule gauche; au même niveau, je l'y enfonce. La section achevée, examinons quels en seront les résultats.

L'animal remis sur ses pattes, paraît osciller entre deux puissances dont l'une le tire à droite, l'autre à gauche. Il ne tourne plus. L'équilibre est donc à peu près rétabli, et la balance penche tantôt d'un côté, tantôt de l'autre, comme s'il existait une lutte entre deux forces qui se neutraliseraient réciproquement. Les yeux ont recouvré leur rectitude, seulement ils sont très-agités dans leur orbite et expriment une anxiété extrême.

Voici que l'animal est maintenant couché sur le côté droit, la tête inclinée sur l'épaule droite. Quand je la tourne à gauche, elle revient à droite, entraînée par la contraction énergique des muscles, de sorte que l'harmonie des mouvements n'est pas encore parfaitement rétablie. Il n'y a plus de ces évolutions en roue dont vous avez été témoin, mais cependant les effets de la première blessure restent encore apparents, preuve que la section du pédoncule gauche n'a pas été faite exactement à la même hauteur que celle du pédoncule droit. Il suffit de si peu de choses pour faire manquer l'expérience! Je suis persuadé qu'il ne s'en faut pas ici de la distance d'une demi-ligne pour que les deux pédoncules ne soient lésés au même niveau.

Comme le corps tend à s'infléchir à droite, c'est que la blessure du pédoncule droit est la plus inférieure.

Toutefois vous avez vu se confirmer tous les résultats que nous vous avions annoncés d'avance. Le problème se trouve ainsi ramené presque entièrement à une question mathématique, et nous pourrions représenter par des chiffres et des formules l'influence de chaque pédoncule sur le nombre et l'intensité des mouvements qui sont sous sa dépendance. Peu importe, pour la démonstration de ces faits, que chaque expérience réussisse toujours de manière à porter avec elle le cachet de la perfection. Pourvu que les phénomènes soient bien tranchés et qu'on ne puisse se méprendre sur leur mode de production, le reste est une affaire de chance. Aujourd'hui on réussit moins bien, demain on a la main plus heureuse. Un succès constant est donc plutôt une question d'amour-propre pour l'opérateur qu'elle n'intéresse réellement la science.

SEIZIÈME LEÇON.

8 mars 1839.

SOMMAIRE. Examen anatomique d'animaux morts à la suite d'expériences.—Observation rapportée par M. Belhomme. —Expérience sur la section de la partie moyenne de la protubérance.—Même expérience sur autre animal.—Même expérience par un autre procédé. —Expérience sur l'ablation des corps striés.—Sections des fibres transversales sur l'animal à qui on vient d'enlever les corps striés.—Conservation d'une partie de la sensibilité générale après l'ablation du cerveau et du cervelet.

Bulbe rachidien. Anatomie du bulbe rachidien.—Expérience sur la section d'un des faisceaux du bulbe.—Hémiplégie consécutive à la blessure d'un des faisceaux du bulbe.

MESSIEURS,

Nous avons terminé la séance dernière par une expérience qui n'a pas réussi aussi complétement que je l'ai vu réussir quelquefois, bien que cependant elle ait confirmé les résultats que je vous avais annoncés. L'animal qui a eu les deux pédoncules du cervelet coupés a paru d'abord recouvrer l'équilibre de ses mouvements, puis il s'est couché sur le côté droit, et a gardé cette attitude, la reprenant quand on voulait la lui faire perdre. Nous en avons conclu que la section n'avait pas été faite à la même hauteur sur l'un et l'autre pédoncule, et que le gauche avait été coupé plus haut que le droit. L'autopsie va nous faire voir si notre explication est juste.

Voici le crâne enlevé. Nous apercevons les corps restiformes, et une tache rouge, linéaire, indique le point où a porté l'instrument. Ainsi que je vous l'avais annoncé, le pédoncule droit a été touché un peu au-dessous du gauche, et coupé entièrement, tandis que celui-ci n'a été divisé que dans la moitié de son épaisseur. On comprend donc très bien pourquoi les résultats n'ont pas été parfaitement tranchés. Pour peu qu'il y ait une fraction de ligne de différence dans le niveau des deux sections, l'équilibre ne peut se rétablir.

Ces expériences vous montrent que nous sommes sur la voie de connaître les usages de quelques-unes des parties du cerveau. Si vous voulez appliquer ces données à la pathologie de l'homme, la chose est facile : il suffit de rapprocher diverses maladies du système nerveux de celles que nous créons à volonté sur les animaux. L'analogie des symptômes reconnaît pour point de départ l'analogie des lésions.

C'est ainsi que vous lirez dans mon *Journal de Physiologie* une observation très curieuse publiée par M. Serres, de la lésion d'un pédoncule du cervelet accompagnée de phénomènes de tournoiement. Le fait parut alors inexplicable : plus tard mes expériences en donnèrent la solution.

M. le docteur Belhomme vient de consigner, dans un intéressant mémoire sur *le tournis*, une observation qui a du rapport avec celle de M. Serres. Comme elle rentre tout-à-fait dans nos études actuelles, je vous demanderai la permission de vous en dire quelques mots.

Une femme habituellement bien portante, d'une constitution nerveuse, éprouva à l'âge de quarante-sept ans une commotion morale extrêmement violente qui ébranla beaucoup sa santé. Elle devint triste, morose. Étant un jour dans un jardin public, un besoin irrésistible la porta à tourner sur elle-même, ce qu'elle fit pendant une demi-heure. En 1830, à la suite de nouvelles impressions pénibles, elle fut prise d'accès nerveux avec disposition à tourner à droite. Ces accès se reproduisirent d'abord tous les huit jours, et se rapprochèrent ensuite pour se renouveler quatre à cinq fois dans une journée. La raison de cette femme s'altéra : elle croyait avoir un serpent dans le ventre et être destinée à périr sur un échafaud. Cette situation pénible ne fit que s'aggraver. Voici comment étaient caractérisés les accès.

Tout-à-coup la malade perdait connaissance. Ses membres se contractaient, et les muscles fléchisseurs l'emportant sur les extenseurs, elle était forcée de s'accroupir. Une fois assise, elle roulait le plus souvent à droite avec une extrême rapidité, et ce mouvement se serait prolongé longtemps, si elle n'avait rencontré un obstacle. Quelquefois la rotation s'exécutait à gauche, mais d'une manière moins persévérante. La tête et le tronc étaient ordinairement renversés en arrière comme dans l'opisthotonos : d'autres fois pleurosthotonos à droite et à gauche. Le visage se contractait, les paupières étaient fortement ouvertes, les pupilles dilatées et immobiles; strabisme divergent : la malade ne paraissait pas voir, et ne clignait pas les paupières, lorsqu'on approchait brusquement la main de ses yeux. La sensibilité était nulle, ou du moins la douleur ne se manifestait par aucuns signes extérieurs. Ces accès duraient de quinze à vingt minutes.

L'accès passé, la malade poussait des cris confus, exprimait l'exclamation *ahua!* faite sur tous les tons.

La nuit, tous les symptômes dont nous venons de parler cessaient. Elle se pliait, pour ainsi dire, en deux, et s'assoupissait dans la plus complète immobilité.

Dans le courant de 1837, les accès se renouvelèrent avec une fréquence et une violence désespérantes. Il y en avait jusqu'à vingt par jour, et toujours ils étaient caractérisés par cette impulsion irrésistible de tourner.

La malade mourut presque subitement, le 18 avril 1838, après être arrivée au dernier degré de marasme.

A l'autopsie, on trouva deux exostoses de la base du crâne, du volume d'une noisette, répondant exactement aux pédoncules cérébelleux qui sont déprimés en ce point. L'exostose du côté gauche est plus grosse que celle du côté droit; aussi le pédoncule gauche est-il plus altéré que le droit. L'aspect de ces pédoncules est grisâtre, et leur consistance semble diminuée vers leur insertion à la protubérance. La protubérance annulaire incisée sur la ligne médiane, présente, à l'union de ses deux tiers antérieurs avec le tiers postérieur, une injection variqueuse formant une espèce de croissant dont les deux extrémités se dirigent vers les lobes du cervelet, et dont la couleur est d'apparence ulcéreuse. Au centre de l'organe sont des points rouges enflammés.

Les tubercules quadrijumeaux paraissent ramollis. Il en est de même des parois du quatrième ventricule.

J'omets divers détails pathologiques qui ont été évidemment étrangers aux altérations de mouvement dont nous venons de parler. Ce que je vous prie de remarquer, c'est la compression exercée par une tumeur osseuse sur le pédoncule du cervelet, de chaque côté, et l'existence de phénomènes de tournoiement qui ont persisté jusqu'à la mort. Sans doute cette observation ne suffirait pas à elle seule pour indiquer les usages des pédoncules ; mais rapprochée de celle de M. Serres, elle vient à l'appui de nos expériences.

Jusqu'ici nous n'avons pas agi directement sur la protubérance elle-même, mais seulement sur les deux faisceaux qui font suite aux fibres transversales. Nous allons maintenant essayer de couper le pont en deux moitiés égales. Si nous inclinons trop à droite, ou trop à gauche, vous aurez les phénomènes qui caractérisent la section du pédoncule correspondant.

Expérience (*Lapin*). Je mets à découvert le ligament occipito-atloïdien postérieur. Je l'incise :

le liquide s'écoule, et nous voilà arrivés au quatrième ventricule. Ces détails d'opération nous font perdre du temps ; mais je préfère les exécuter devant vous afin qu'aucune circonstance ne vous échappe et que vous puissiez répéter l'expérience si cel vous convient.

L'animal est très turbulent, et il paraît jouir d'une exquise sensibilité. Il vaudrait mieux pour nous qu'il fût plus calme.

J'introduis par l'*entrée* des ventricules la pointe recourbée d'une aiguille à cataracte, et je l'enfonce jusqu'à ce que je sois à peu près arrivé à l'orifice antérieur de l'aqueduc. Je dois y être maintenant. J'appuie l'aiguille en bas, en ayant soin d'élever le manche de l'instrument par une sorte de mouvement de bascule. Alors, après avoir senti le plan osseux de la surface basilaire, je ramène la lame en arrière, dans toute la longueur du pont, de manière à diviser les fibres transversales, et à écarter simplement les fibres longitudinales. Cette section achevée, je retire l'instrument avec précaution, en lui faisant suivre en sens inverse le chemin qu'il vient de parcourir.

Vous voyez que j'ai mis un certain temps à faire cette coupe. C'est qu'effectivement ces opérations sont d'une telle délicatesse que bien qu'on ait pris toutes ses mesures, il est très rare d'obtenir une réussite complète.

Je crains bien que nous n'ayons coupé un peu à gauche. Voici l'animal sur ses pattes, et il n'y paraît pas solide. Il tombe sur le côté ; je le relève, il tombe de nouveau. Vous noterez que c'est toujours à gauche que le corps est entraîné, et même il exécute quelques mouvements rotatoires en ce sens. Les yeux sont un peu convulsés. Nous retrouvons là les phénomènes que nous avons eu l'occasion d'observer en expérimentant sur les pédoncules du cervelet, mais ils sont d'autant moins prononcés que nous nous rapprochons davantage de la ligne médiane.

D'où vous pouvez conclure que c'est par la lésion des fibres transversales de la protubérance qui entrent dans la composition du pédoncule, que la section de ce pédoncule détermine des effets latéraux.

Je n'ai qu'à prolonger l'incision un peu plus bas, l'animal va périr immédiatement. Effectivement le voilà mort.

J'ouvre le crâne. Ainsi que je l'avais prévu, la lame de l'instrument s'était légèrement déviée à gauche; car il est évident que la portion droite du pont est plus volumineuse que celle du côté opposé. Le partage n'était donc pas égal.

Quant à la cause de la mort, elle provient de la blessure du bulbe rachidien.

Second lapin. Je vais répéter sur ce lapin la même expérience, en arrivant à la protubérance par le quatrième ventricule. L'important c'est que la tête de l'animal soit maintenue droite et immobile. La moindre inclinaison, le moindre mouvement empêche que la division du pont ne soit parfaitement symétrique.

L'incision de la dure-mère a donné issue au liquide céphalo-rachidien. Cependant il en reste encore dans le canal vertébral, ce dont vous pouvez vous assurer en renversant l'animal la tête en bas, et en le secouant dans cette position comme une bouteille qu'on veut entièrement vider. Vous venez en effet de voir s'écouler la valeur d'une cuillerée de liquide.

J'introduis l'instrument comme dans l'expérience précédente. Il me semble que je suis bien sur la ligne médiane. Ce qui complique l'expérience, c'est que nous agissons sur des parties extrêmement sensibles et que si l'animal fait le plus léger mouvement, il se blesse lui-même. L'incision est achevée. Quel va être le résultat?

Les pattes de l'animal se sont fléchies sous lui, et maintenant il paraît affaissé et sans force. Son corps ne reste pas en équilibre; il se contourne à droite, bien qu'on n'aperçoive point de strabisme. Il y a cependant tendance à tourner. Dans les expériences où j'ai séparé le pont en deux parties, j'ai vu les animaux rester debout, balancés entre deux forces qui agissaient en sens opposé, et se neutralisaient réciproquement. Nous n'avons donc pas encore ici une réussite complète, puisque l'animal ne peut plus se tenir ferme sur ses pattes, et qu'il se laisse entraîner à droite. J'ai très probablement incliné la lame un peu trop de ce côté.

Nous avons vu dans le cas précédent que la section du pont à gauche de la ligne médiane s'accompagne des mêmes phénomènes que si on agissait sur le pédoncule gauche du cervelet. Vous venez maintenant d'avoir la preuve qu'il en est de même du côté droit.

Troisième lapin. Je veux essayer un autre procédé. Au lieu d'arriver à la protubérance par le quatrième ventricule, nous allons pénétrer dans le troisième, et attaquer le pont par sa partie antérieure. Je n'ai jamais fait cette expérience, aussi j'ignore si elle est praticable. Vous allez en juger.

J'enlève avec un fort bistouri la voûte du crâne. Une tranche de chaque hémisphère cérébral a été détachée du même coup, sans que l'animal soit incommodé de cette soustraction. J'achève d'extraire les portions de lobes qui restent, en ne laissant que les parties profondes et inférieures, telles que le corps strié et la couche optique. Nous avons vu qu'on peut vider ainsi le crâne, sans qu'il survienne d'accidents immédiats. Dans les premiers instants qui suivent cette opération, le sang coule en assez grande abondance; mais bientôt il s'arrête, et, si on a soin de l'absterger, on reconnaît facilement les objets mis en évidence.

Ainsi vous voyez la fente longitudinale qui représente la cavité du troisième ventricule. En arrière sont les deux tubercules optiques ; audessous d'eux l'orifice antérieur de l'aqueduc par lequel vient sortir le liquide cérébro-spinal, pendant les efforts et les grandes expirations.

Je m'assure que l'animal jouit encore de toute sa sensibilité. Quand je le menace, il se sauve en courant : preuve aussi qu'il a conservé la liberté de ses mouvements.

Je pourrais couper le pont en plaçant la lame d'un bistouri entre les deux tubercules optiques, et incisant jusqu'à la surface basilaire. Afin d'avoir à ne diviser qu'une épaisseur moindre de substance nerveuse, je glisse la pointe de l'aiguille dans l'intérieur de l'aqueduc, puis je ramène l'instrument vers moi, de manière qu'il marche parallèlement au grand axe du crâne. Je coupe ainsi le plan des fibres sous-jacentes à l'aqueduc. C'est le même procédé que quand on attaque la protubérance par l'occipital. Seulement on incise ici d'arrière en avant, tandis que dans l'expérience précédente nous agissions d'avant en arrière.

Je fais maintenant la section du pont, ainsi que je viens de la décrire.

L'animal éprouve tous les effets qui résultent de la lésion du pédoncule gauche. Les yeux sont tournés. Il roule sur lui-même de droite à gauche, ce qui prouve que les fibres transversales ont été coupées du côté gauche. Je suis bien aise de m'être assuré que l'expérience est faisable par ce procédé; car nous pourrons l'employer comparativement avec l'autre, et juger lequel mérite la préférence.

Je doute qu'il soit facile d'arriver par cette voie à diviser le pont exactement en deux moitiés. Le sang mélangé au liquide ventriculaire, masque les parties, et empêche que l'œil ne guide l'instrument avec toute la précision désirable. Essayons cependant sur un autre animal.

Quatrième lapin. J'extrais du crâne les lobes cérébraux ainsi que vous venez de me le voir faire. Mais avant de couper la protubérance, je veux tenter une autre expérience qui devra influer sur les résultats de celle qui nous occupe.

Vous vous rappelez quels sont les effets de l'ablation des corps striés. L'animal s'élance en avant et court avec rapidité. S'il s'arrête, ce n'est que pour quelques instants, et encore conserve-t-il l'attitude de la fuite.

Voici ce que je me propose de faire. Après avoir enlevé les corps striés, et m'être assuré que le mouvement de progression est bien déterminé, je couperai les fibres transversales de la protubérance, pour constater laquelle l'emportera de ces deux forces, dont l'une pousse l'animal en avant, et l'autre de côté. Cette expérience sera aussi nouvelle pour moi que pour vous, car je ne l'ai jamais faite.

Je viens d'extraire un des deux corps striés. Rien encore de modifié dans les mouvements. C'est qu'en effet celui qui reste suffit pour maîtriser la force d'impulsion qui entraînerait l'animal en avant. Vous comprenez maintenant pourquoi, chez des personnes qui ont succombé à une hémorragie cérébrale, vous trouverez tout un corps strié désorganisé, sans cependant que pendant la vie elles aient obéi à des mouvements de progression indépendants de la volonté.

J'enlève le second corps strié. Voyez comme l'animal cherche à fuir. Ne dirait-on pas qu'il se croit poursuivi, et qu'il entend les aboiements d'un chien courant sur ses traces. Je ne veux pas le laisser libre ; car il irait se briser la tête contre le premier obstacle qui se trouverait sur son passage.

Je le dépose sur ma table, en ayant soin de tenir ma main appliquée sur lui pour le retenir.

Il cesse de faire des efforts pour s'élancer en avant. Je vais lui rendre sa liberté; mais je crains bien qu'il n'en fasse abus. (Le lapin reste immobile quelques secondes. Puis tout d'un coup, il part comme un trait et saute à la figure d'un des aides voisins du professeur. Hilarité générale.) J'avais raison, reprend M. Magendie, de me défier de la manière dont cet animal répondrait à la marque de confiance que je venais de lui donner. Je ne suis cependant pas fâché de ce petit incident; car il servira à graver dans votre mémoire quels sont les effets de l'ablation des corps striés.

Il s'agit maintenant de couper sur cet animal les fibres transversales de la protubérance.

J'enfonce l'aiguille dans l'intérieur de l'aqueduc, puis j'incise le plan médullaire qui sépare ce canal de la surface basilaire: en d'autres termes, je divise toute l'épaisseur du pont proprement dit. J'ai légèrement incliné l'instrument à gauche.

Voici l'animal qui se met à tourner dans ce sens. La force qui préside aux mouvements latéraux paraît donc l'emporter ici sur celle qui préside aux mouvements en avant. Il y a de plus le strabisme habituel.

Veuillez remarquer que la sensibilité générale est conservée. L'animal exprime par une contraction spontanée de son système musculaire qu'il sent quand je le touche.

J'enlève le cervelet par tranches. La faculté de sentir n'est pas encore perdue. Enfin il n'y a plus dans le crâne ni cervelet ni cerveau, et pourtant vous voyez que la plupart des parties sont encore impressionnables à la douleur.

Nous reviendrons plus tard sur ces curieux phénomènes, à propos des expériences de Legallois. — Le bulbe rachidien est composé, vous le savez, de trois faisceaux de fibres qui font relief sur chacune de ses deux moitiés. Il y a un faisceau antérieur, un postérieur et un latéral. Occupons-nous d'abord du faisceau antérieur.

Tel n'est pas à la rigueur l'ordre que nous nous étions proposé de suivre; mais puisque nous nous trouvons amenés tout naturellement à parler des autres faisceaux, j'aime mieux continuer cette étude, quitte à y revenir plus tard.

Le faisceau antérieur ou *Pyramide antérieure* représente un demi-cylindre, grisâtre, dirigé de bas en haut, plus large à sa partie moyenne qu'à ses deux extrémités, et séparé de son congénère par un sillon assez profond. Parvenue à la protuberance, la pyramide y pénètre sous la forme de fibres longitudinales. Vous n'avez pas oublié que les fibres transversales émanent des corps restiformes, ou si vous l'aimez mieux, y aboutissent; car peu importe les mots.

S'attaquer à la pyramide antérieure, c'est donc la même chose que s'attaquer aux fibres longitudinales de la protubérance.

Peu de questions ont suscité autant de travaux que celles qui se rattachent à l'anatomie et à la physiologie des pyramides antérieures. Il est surtout une particularité de structure qui est encore aujourd'hui le sujet de nombreuses controverses, je veux parler de l'entrecroisement. C'est peut-être là le point le plus important de l'anatomie du cerveau.

Si on examine le sillon médian et antérieur du bulbe rachidien, on voit, à un pouce de la protubérance, des fibres passer d'un côté à l'autre côté, en présentant toutes les apparences d'un entrecroisement. Y a-t-il entrecroisement véritable ? Ce n'est point ici le moment de décider anatomiquement la question. Disons seulement que, les médecins admettant cette disposition comme démontrée, l'ont invoquée pour expliquer les phénomènes croisés qui accompagnent l'hémorragie cérébrale. Ainsi voyant l'hémiplégie droite coïncider avec un foyer apoplectique à gauche, ils en ont trouvé la raison dans le mode d'origine des pyramides qui serait tel que la droite naîtrait de l'hémisphère gauche, la gauche de l'hémisphère droit.

Sans doute cette opinion est assez séduisante. Il est malheureux qu'elle ne repose que sur des données anatomiques encore contestées, et non sur des preuves expérimentales.

Et d'abord comment se fait-il que le nerf facial qui naît au-dessus de l'entrecroisement soit paralysé du même côté que les autres nerfs qui naissent au-dessous de ce même entrecroisement? Mais laissons toute discussion, et arrivons aux expériences.

Expérience (*Jeune chien*). Je viens d'ouvrir sur cet animal le canal rachidien, dans l'intervalle qui sépare l'atlas de l'occipital. Nous apercevons le quatrième ventricule. C'est exactement le même procédé opératoire que pour atteindre la protubérance par la région cervicale; seulement l'espace qui sépare les pièces osseuses en ce point est moins large sur le chien que sur le lapin.

Voici ce que je veux faire : couper ou du moins blesser la pyramide antérieure droite, sans intéresser aucun des autres faisceaux qui constituent le bulbe.

La difficulté est d'arriver à la pyramide. Comme nous agissons ici sur les parties les plus sensibles du système nerveux, pour peu qu'on y touche, l'animal s'agite violemment, et l'opérateur n'est plus libre de diriger son instrument où il veut. Il faut donc bien prendre ses mesures, enfoncer l'aiguille et la retirer promptement, afin qu'il n'y ait pas complication de blessure. Je vais agir de la manière suivante.

De ma main gauche je tiendrai la tête de l'animal, en ayant soin de l'incliner en avant afin d'obtenir le plus grand écartement possible entre l'occipital et l'atlas. Un aide assujettira les pattes et le corps, pour prévenir tout mouvement. Un autre aide abstergera avec une éponge fine le sang et le liquide cérébro-spinal qni s'épancherait à la surface de la plaie. Tenant l'aiguille de la main droite, j'en approcherai la pointe un peu au-dessus du bec du calamus, sur la ligne médiane, en inclinant le manche légèrement à gauche, et j'attendrai dans cette attitude que l'animal ne fasse aucun mouvement. Alors plongeant tout à coup l'aiguille, je percerai la pyramide antérieure droite d'arrière en avant. Aussi le point précis où j'agirai se trouvera dans un triangle formé en dedans par le sillon médian postérieur, et en dehors par les corps restiformes. Chez le chien, le cervelet descend beaucoup moins bas que chez l'homme, et par conséquent on arrive plus facilement au bulbe.

J'entre dans ces détails, attendu qu'il n'y aura que les personnes les plus voisines de ma table qui pourront suivre de l'œil tous les temps de l'opération.

L'animal est calme. Je crois bien être à l'endroit que je viens d'indiquer. Je pique.

La douleur a été vive, à en juger par le bond qu'a fait l'animal. Ai-je percé la pyramide droite, et n'ai-je atteint qu'elle? Je n'oserais l'affirmer. Voyons toutefois quels effets nous aurons obtenus.

(Le chien déposé sur la table chancelle et tombe sur le côté droit. Il fait des efforts pour se relever, mais il ne peut y parvenir seul. On lui aide et on le remet debout. Il marche, mais ses pas sont mal assurés, et tout son corps est fortement incliné à droite. Il traîne la patte de devant et la patte de derrière droites sans pouvoir les fléchir : au contraire, tous les mouvements sont libres et intacts du côté gauche. Quand l'animal lève une des pattes gauches pour la porter en avant, la droite correspondante la suit sans cesser d'appuyer sur la table; et même entraînant par son poids l'épaule et le reste du corps, elle manque de lui faire perdre l'équilibre. Il y a donc évidemment hémiplégie.)

Voilà la première fois, dit le professeur, que je vois la blessure d'un des faisceaux du bulbe, j'ignore encore si c'est la pyramide, déterminer la paralysie de toute une moitié du corps. Il est vrai que j'agissais sur des lapins : du moins je ne me rappelle pas avoir fait l'expérience sur des chiens.

Les mouvements seuls sont abolis ici ; car, quand je pince l'animal, il sent aussi bien du côté droit que du côté gauche.

Je n'ai pas besoin de vous dire qu'on va surveiller attentivement cet animal, et qu'on vous le présentera à notre première réunion. Peut-être sommes-nous sur la voie de quelque résultat nouveau et important.

DIX-SEPTIÈME LEÇON.

13 mars 1839.

SOMMAIRE. Autopsie du canard dont on avait extrait les lobes cérébraux. — Causes de la mort après l'extraction des lobes cérébraux. — Epine de Van-Helmont. — Considérations médicales. — Chien hémiplégique. — Expérience sur le chien hémiplégique. — Attitudes diverses des animaux après la blessure d'une même partie du cerveau. — Expérience sur la blessure des faisceaux du bulbe. — Analogie entre les fonctions des faisceaux du bulbe et les fibres de la protubérance. — Troubles généraux consécutifs à une lésion locale du cerveau. — Continuation des expériences sur les faisceaux du bulbe. — Autopsie des animaux morts à la suite de ces expériences.

MESSIEURS,

J'ai le regret de vous annoncer la mort du canard auquel nous avions enlevé la totalité des lobes cérébraux il y a environ trois semaines. Nous étions préparés à cet événement; car depuis quelques jours sa santé se détériorait d'une manière sensible; je ne croyais pas pourtant qu'il dût sitôt succomber.

Vous n'avez pas oublié quel succès avait eu notre opération. L'animal, après l'avoir supportée, n'avait rien changé à ses habitudes ni à son régime alimentaire. Il paraissait gai, battait souvent des áiles, se baignait comme de coutume, et faisait entendre par intervalle le cri particulier aux oiseaux de son espèce. Par un privilége tout spécial il conservait la faculté de chercher sa nourriture et de manger seul : or, vous savez que les animaux privés de leur cerveau sont en général inaptes à pourvoir à leur subsistance. Ils sont de plus aveugles, tandis que notre canard y voyait encore assez pour se conduire.

Tout alla bien pendant une douzaine de jours. Vers cette époque il survint un état de langueur et d'apathie : les yeux devinrent larmoyants, les promenades dans le laboratoire plus rares, et le lendemain nous retrouvions à peu près intactes les provisions de la veille.

Bientôt l'animal ne quitta plus la paille de son nid. On fut obligé de le nourrir; mais les digestions ne se faisaient plus qu'imparfaitement. Il est mort dans la journée d'hier.

Il a donc survécu à peu près trois semaines à notre opération. Quelques expérimentateurs disent avoir vu des oiseaux vivre ainsi sans cerveau pendant plusieurs mois et même une année. J'ai peine à ajouter foi à de pareils récits; car pour moi je n'ai jamais vu la vie se prolonger au-delà d'une trentaine de jours. Voici comment la mort survient en pareil cas; la tête du canard va nous servir comme pièce justificative.

Les lobes enlevés, il se dépose à la surface de la portion restante de l'encéphale une couche de sang qui se coagule et lui forme une sorte d'enveloppe protectrice. Peu à peu celle-ci se dessèche par le contact de l'air, de manière à représenter une coque résistante et non élastique qui remplace les parois crâniennes ; mais à mesure qu'elle se dessèche, ses mailles se rapprochent, se resserrent, se racornissent. Qu'arrive-t-il de là ? que la substance nerveuse sous-jacente est comprimée, et que son expansion finit par devenir impossible.

On peut suivre de l'œil tous les changements physiques que subit le caillot sanguin moulé tout autour de la portion de l'encéphale restée dans le crâne. D'abord ce caillot est mou, semblable à une gelée, puis il paraît plus dur, plus grisâtre ; il fait entendre un bruit sec de parchemin quand on le percute avec un stylet. Plus tard sa résistance est extrême, et son tissu tellement serré qu'il ne se laisse que difficilement traverser par un instrument piquant.

Aussi la forme du caillot éprouve-t-elle de notables changements. Convexe dans les premiers moments, elle s'affaisse graduellement jusqu'à ce qu'elle soit presque plane. C'est alors que les phénomènes de compression se dessinent davantage.

Il est encore une autre cause qui accélère la mort. Tout le sang épanché dans le crâne ne se coagule pas, une petite quantité reste fluide, et séjourne autour de la substance nerveuse, qu'elle ramollit en s'y imbibant.

Examinons maintenant la tête de notre canard, pour vérifier quel est l'état des choses.

Le crâne paraît vide, excepté dans son tiers inférieur dont le fond grisâtre représente un plancher résistant. Je plonge un bistouri en ce point : la lame a pénétré en déterminant un petit craquement de parchemin qui se reproduit au moment où je prolonge l'incision. Nous trouvons donc là un tissu membraneux, desséché, tel que je vous l'ai décrit.

Au dessous existe une couche sanguinolente, demi-liquide, paraissant tenir en suspension des lambeaux de substance nerveuse, comme s'ils s'étaient détachés par l'effet d'une macération prolongée. Les corps striés, les couches et les tubercules optiques ne font plus leur relief, et n'ont plus leur coloration normale. Toutes ces parties ont été ramollies, délayées : leur organisation a disparu, et elles ne constituent qu'une masse homogène et diffluente.

La vie n'était donc plus possible avec de pareils désordres. Ce n'est pas par le fait même de l'opération, mais par les accidents consécutifs et inévitables, que la mort est arrivée.

C'est ainsi qu'a succombé il y a quelques jours le pigeon auquel nous avions enlevé les lobes cérébraux, après les avoir une première fois traversés avec des épingles. Je vous avais d'ailleurs avertis qu'il vivrait moins long-temps que le canard.

Ne semble-t-il pas, messieurs, que nos expériences soient destinées à remettre en question toutes ces propositions hypothétiques qui servent actuellement de base aux théories médicales ? Partout on vous parle de l'*aiguillon inflammatoire*. Trouve-t-on dans nos amphithéâtres d'autopsie un cerveau ramolli dans un point, ce ramollissement sera attribué à un principe d'irritation, et on entrera dans de longs développements pour prouver comment le travail morbide a commencé. Ce n'était d'abord, dira-t-on, qu'une stimulation légère, une exaltation des propriétés vitales. Il y a eu appel des fluides : de là phlogose, et tous les courants sanguins affluant spontanément vers ce centre de fluxion, il s'est formé tout autour un cercle inflammatoire ; puis la fièvre s'est allumée. Si la langue se sèche, si les fonctions digestives se troublent, si l'intelligence se pervertit, tout cela dépend de l'inflammation du tissu cérébral. Il est même des cliniciens qui entrent à ce sujet dans tant de détails et de particularités qu'il semblerait presque qu'ils assistaient dans le crâne à toutes les phases de la maladie, et qu'ils ne racontent que ce qu'ils ont distinctement vu.

C'est toujours Van-Helmont et son épine. On ne peut pas ortir de là.

Mais si la simple stimulation du tissu cérébral l'enflamme, pourquoi ce même tissu coupé, déchiré, arraché, ne s'enflamme-t-il pas? Rien ou presque rien n'est troublé dans les fonctions organiques d'un animal dont vous enlevez les lobes cérébraux, et vous voulez que toutes ces fonctions se troublent, parce que *vous supposez* qu'il se développe chez l'homme un point d'irritation dans le cerveau!

On va plus loin, et on dit : la stimulation inflammatoire est une *épine* fixée dans un organe. Eh bien! moi, au lieu d'imaginer une épine métaphorique, je prends une *aiguille véritable*, en métal; j'en prends même deux, trois, quatre, si vous voulez ; je les enfonce dans le crâne, de manière à traverser les lobes cérébraux dans tous les sens, et il ne survient aucun phénomène d'inflammation.

Quelles conclusions à déduire de cela ? Qu'on ignore comment nos tissus éprouvent accidentellement des altérations caractérisées surtout par des modifications dans la circulation capillaire. Je ne prétends pas en savoir à ce sujet plus qu'un autre; mais je soutiens, les preuves en main, qu'un autre n'en sait pas davantage que moi.

Dire qu'on ignore n'est pas un aveu honteux si on s'est donné la peine de chercher. Ce n'est qu'un résultat négatif qu'il faut savoir avouer.

Malheureusement, il est dans la nature de l'homme de réduire tout à sa portée, et de s'arrêter avec complaisance sur une explication, pourvu qu'elle représente une image qu'il comprenne ou qui lui soit familière. Ce sentiment est surtout très marqué chez les personnes peu accoutumées à exercer leur esprit par des méditations sérieuses. Rien n'est vulgaire comme un langage figuré. Vous serez toujours bien accueillis, pourvu que vous vous mettiez au niveau des intelligences qui vous écoutent. Il le sait bien, l'industriel de nos places publiques, qui feint d'extraire un ver de la dent cariée qu'il vient d'arracher.

Pour être plus consciencieuses, nos explications n'en sont pas toujours plus scientifiques ni plus vraies. La prétendue épine inflammatoire n'est pas moins une chimère que le ver de l'empirique. Nous ne voulons point accepter l'effet sans remonter à la cause : d'accord ; mais si cette cause nous échappe, à quoi bon lui en substituer une autre imaginaire?

Vous ne vous méprendrez point, messieurs, sur la pensée qui m'inspire de semblables réflexions. Il m'en coûte de jeter dans votre esprit de l'incertitude et du vague alors que peut-être vous vous étiez ralliés à quelques doctrines ou quelques systèmes. Mais qu'importe? si vous savez moins, vous saurez mieux, ou plutôt, en échange d'erreurs auxquelles il vous faudra tôt ou tard renoncer, vous aurez acquis une méthode d'étude qui désormais vous en mettra à l'abri.

Revenons actuellement à nos expériences de la dernière séance.

Nous avions voulu voir sur un jeune chien quels seraient les effets produits par la blessure d'une des pyramides antérieures. J'ai essayé devant vous cette délicate opération. Ce dont je suis sûr, c'est que je n'ai point atteint le côté gauche du bulbe ; maintenant ai-je touché la pyramide droite, n'ai-je touché qu'elle? c'était bien mon intention, mais cependant ce sera à vérifier à l'autopsie. Toujours est-il que l'animal est devenu hémiplégique, et que la paralysie s'est maintenue du côté de la blessure. Si c'est la pyramide qui a été blessée, nous aurions dû, d'après les idées qui règnent aujourd'hui dans la science, obtenir des effets croisés, puisque le point lésé se trouve au-dessus de l'entrecroisement. Dans ce cas-ci au contraire les effets sont directs puisque l'hémiplégie existe à droite.

Voici l'animal qui a été l'objet de notre expérience. Vous voyez à son allure et à son attitude que la paralysie a persisté, bien qu'elle paraisse avoir un peu diminué : elle reste toujours limitée au côté droit.

Je vous ai déjà dit que je n'avais point encore obtenu d'hémiplégie, dans des expériences précédentes sur la section d'un des cordons du bulbe. Cela tenait-il à l'espèce d'animaux sur lesquels j'agissais ? je l'ignore : nous nous en assurerons en répétant la même expérience sur des animaux d'espèce différente.

Il n'y a pas de défaut de régularité apparent dans les deux côtés de la face. Je n'y vois point de déviation ni à droite ni à gauche.

L'animal a mangé avec assez d'appétit, et il ne paraissait pas extrêmement souffrant. Il n'a point fait entendre de cris plaintifs. Aujourd'hui ses mouvements sont un peu plus libres, et il appuie davantage sur ses pattes antérieures et postérieures droites. Cette diminution de la paralysie s'observe pareillement chez les personnes frappées d'hémiplégie ; car il est rare qu'au bout de quelques jours celle-ci persiste au même degré qu'au commencement. Ainsi on remarque que la jambe devient plus libre, puis le bras, puis enfin les autres parties qui étaient d'abord totalement privées de la faculté de se mouvoir.

Nous avons eu soin de surveiller la plaie de la région cervicale afin qu'il ne se fît aucun épanchement de sang autour du bulbe. Sans cette précaution, nous aurions pu attribuer à la blessure de la moelle ce qui appartenait à la compression exercée par un caillot sanguin.

Avant de sacrifier cet aninal, nous pouvons le faire servir à une autre expérience. En agissant sur le côté gauche, nous serons sûrs de ne pas confondre les deux blessures, puisque la première a été faite sur le côté droit du bulbe rachidien.

EXPÉRIENCE. *(Chien hémiplégique.)* Je voudrais couper sur cet animal la pyramide postérieure gauche, ou corps restiforme. Je ne l'aperçois pas très distinctement, attendu qu'il y a quelques taches de sang figé autour de la moelle, et que le relief des divers cordons médullaires se dessine avec moins de netteté : toutefois, nous allons essayer. Il importe peu que nous atteignions précisément le point indiqué, puisque nous avons toujours la ressource de l'autopsie.

La pyramide postérieure est plus facile à couper que l'antérieure, car on la voit. La seule chose à craindre et à éviter, c'est que l'animal ne fasse quelque mouvement.

Je me sers d'une petite aiguille à cataracte comme pour la section de la pyramide antérieure.

Voici le corps restiforme coupé, du moins je le crois. J'ai enfoncé l'instrument de droite à gauche, de dedans en dehors, en dirigeant la pointe un peu sur le côté de la ligne médiane. Je n'ai point fait un mouvement dans le sens antéro-postérieur, de peur de blesser la pyramide antérieure ; j'ai plutôt rasé transversalement la partie latérale gauche du bulbe.

L'animal vient de prendre une pose bien singulière. Il s'est roulé en cercle, le museau rapproché de la cuisse gauche et caché dans l'espace qui répond au pli de l'aine. On dirait qu'il s'est couché pour dormir; telle est la position que choisissent les chiens quand ils veulent se livrer au sommeil. J'essaie en vain de ramener le corps dans une direction droite : il reprend sa courbure, et se maintient ainsi dans une immobilité absolue.

Lés yeux sont déviés comme dans la blessure du pédoncule cérébelleux. L'animal ne paraît pas souffrir; seulement il n'est plus libre de changer d'attitude.

Ce n'est pas la première fois que je vois des blessures du système nerveux central s'accompagner de phénomènes tels que les animaux prenaient tout d'un coup et conservaient longtemps la position qui leur était la plus familière pendant la vie. Je n'ai pas encore de données précises à cet égard; mais je me demande s'il ne serait pas possible que les mêmes parties de l'encéphale présidassent à des mouvements variés suivant chaque classe d'animaux. Si le raisonnement pouvait être de quelque poids dans une question expérimentale, il rendrait très probable cette supposition. Ainsi comment concevoir qu'un animal qui n'est destiné qu'à exécuter une certaine série de mouvements, ait cependant dans le cerveau les mêmes agents moteurs que celui qui doit accomplir des mouvements d'une toute autre nature? Puisque chez ces deux animaux la conformation des masses nerveuses est à peu près identique, il faut que les propriétés inhérentes à chaque pièce de l'encéphale soient en harmonie avec le jeu des organes auxquels elles président. Si ce jeu est différent, ces propriétés ne peuvent être semblables. Ceci du moins me paraît logique.

Il faudra nécessairement que nous répétions cette expérience. D'abord nous n'avons pas de certitude sur le siége précis de la blessure faite au bulbe. Ensuite la paralysie de la moitié droite du corps n'est peut-être pas étrangère au résultat que nous observons à gauche. Puis enfin il n'est pas sûr que la lésion des mêmes parties chez des animaux d'un autre ordre déterminât des modifications de la contraction musculaire en rapport avec les attitudes habituelles du corps. Aussi je n'affirme rien : je n'émets qu'une simple conjecture.

Il est à remarquer ici que la sensibilité est conservée intacte aussi bien à droite qu'à gauche.

En résumé, le seul phénomène qui me paraisse bien saillant, c'est la position singulière de l'animal qui est roulé en cercle à gauche, dans l'attitude du repos et du sommeil.

Répétons cette expérience sur un lapin. Je commencerai par couper la pyramide postérieure.

Lapin. Le quatrième ventricule est mis à découvert par l'incision des parties molles qui recouvraient l'espace compris entre l'atlas et l'occipital. Malheureusement le sang s'écoule de la plaie en quantité considérable. Nous allons attendre un peu que l'hémorragie ait cessé.

Le meilleur moyen d'arrêter le sang, surtout

quand il est fourni par des veines, est de laisser l'animal libre, afin qu'il puisse respirer à son aise. Si vous vous obstinez à nettoyer la plaie et à l'arroser avec de l'eau fraîche, ce contact continuel sur des tissus au vif entretient la douleur et provoque des efforts. Or les efforts ont pour effet, vous le savez, d'accélérer la circulation artérielle et de gêner, parfois même de suspendre le cours du sang veineux. Vous obtenez donc un résultat tout différent de celui que vous cherchez. Au contraire, en laissant la poitrine se dilater librement, les veines caves se vident avec plus de facilité dans l'oreillette droite, le système veineux général se désemplit, et le sang a moins de tendance à s'échapper par les vaisseaux blessés.

C'est ce qui vient d'arriver pour l'animal qui est maintenant en expérience. L'hémorragie s'est arrêtée en partie aussitôt qu'il a pu respirer sans entrave. J'enlève avec précaution les caillots sanguins qui se sont déposés sur la plaie, et nous avons ainsi une surface nette et distincte dans ses détails anatomiques.

Il s'agit donc de couper le corps restiforme droit. Vous le reconnaissez facilement à sa position sur la face postérieure de la moelle, et à sa direction relativement à son congénère. Tous deux en effet s'écartent l'un de l'autre pour gagner le pédoncule du cervelet correspondant, laissant entre eux un intervalle en forme de V, dont le sinus regarderait en haut.

Je pique le corps restiforme du côté droit. L'animal a fait un mouvement qui indique qu'il a senti de la douleur. Je le remets sur la table pour que nous puissions l'examiner.

Le voilà qui se courbe à droite, en se couchant sur le côté gauche. Il prend donc à peu près la même position que le chien sur lequel nous venons de faire une opération semblable : seulement elle est moins prononcée. Ses yeux sont pareillement déviés : le droit est dirigé en bas et en avant, le gauche en haut et en arrière. C'est le strabisme que nous avons signalé à propos de la section du pédoncule cérébelleux.

L'attitude qu'a prise et que conserve ce lapin lui est assez naturelle dans ses moments de repos, alors qu'il n'a été soumis à aucune expérience.

Je vais couper le corps restiforme du côté gauche. Si l'instrument porte sur un point qui se trouve parfaitement au niveau de la première incision, il est probable que les phénomènes latéraux cesseront, et que les yeux reprendront leur direction régulière.

Voici la pyramide postérieure gauche coupée. L'animal s'est couché dans l'endroit même où je viens de le déposer, et il ne paraît pas avoir plus de tendance à se tourner d'un côté que de l'autre. Mis sur ses pattes, il y est peu solide et n'y reste que quelques secondes, puisqu'il s'affaisse sous lui directement, sans s'incliner plutôt à droite qu'à gauche. Le strabisme n'a pas entièrement disparu, mais il est beaucoup moins apparent.

Il semblerait donc qu'il existe quelque analogie entre les fonctions des cordons du bulbe et celles des fibres de la protubérance, que le corps restiforme qui se rend au pédoncule du cervelet aurait, comme ce pédoncule, des usages relatifs aux mouvements latéraux. Nous nous occuperons plus tard d'expériences détaillées à ce sujet : je n'ai voulu que vous donner un aperçu général des propriétés principales de ces diverses parties.

Un fait que j'ai eu déjà l'occasion de vous signaler, c'est que la lésion d'une portion quelconque de l'encéphale ne détermine pas des troubles seulement dans les points qui paraissent soumis à son influence directe et spéciale, mais dans d'autres points qui, anatomiquement parlant, devraient être en dehors de cette influence. Ainsi nous retrouvons à propos des corps restiformes les mêmes contractions convulsives des muscles de l'œil. Cependant quel rapport établir entre les nerfs de la vision et les cordons postérieurs du bulbe ? C'est donc là une propriété des parties centrales du système nerveux que d'être en relation de fonctions, sans l'être de texture, avec une multitude de points éloignés. Tandis qu'un nerf appartient en propre à l'organe auquel il se distribue, l'endroit du cerveau d'où il émane est au contraire commun à une multitude d'organes, bien qu'on ne puisse saisir la liaison anatomique qui les unit.

Nous savons que dans ces expériences la vision est troublée, parce que nous le voyons. Mais qui vous dit que les autres sens sont restés intacts ? Comme nous ne possédons pas de moyen pour vérifier leurs moindres nuances d'altérations, nous ne pouvons affirmer ni nier que des altérations existent.

Nouvelle preuve de l'insuffisance des études anatomiques pour l'appréciation rigoureuse des fonctions de l'encéphale. Si quelquefois la direction des fibres nerveuses est d'accord avec celle des mouvements qui sont sous leur dépendance, on s'abuserait étrangement si l'on voulait généraliser par trop ces faits et les formuler en loi.

Maintenant que ce lapin a les deux pyramides postérieures coupées, nous allons toucher à une des pyramides antérieures.

Nous sommes bien certains que les mouvements ne sont paralysés ni d'un côté ni de l'autre. L'animal peut encore se tenir debout et même faire quelques pas en avant. Il est vrai qu'il marche avec peine, mais cette faiblesse dans les membres n'est pas bornée à une moitié du corps; elle est générale.

Je vais piquer la pyramide antérieure droite, comme je l'ai fait sur notre chien hémiplégique. J'approche l'instrument le plus près possible du pont, afin d'être au-dessus de l'entrecroisement, et de bien vérifier s'il y aura des effets croisés. Vous vous rappelez qu'ils ont été directs sur le chien dont nous venons de parler.

J'enfonce l'aiguille. L'opération est faite, et le lapin remis sur la table. Son attitude n'est plus la même. Ainsi le voilà étendu tout de son long, les pattes allongées et raides, surtout les pattes gauches, il est incapable de rester debout; à peine je cesse de le soutenir, après l'avoir relevé, qu'il retombe sur le côté droit, comme si cette partie était entièrement paralysée. Les pattes droites sont dans un état de résolution à peu près complet ; on les fléchit à volonté, sans que l'animal prenne part à ces mouvements. Il y a donc hémiplégie correspondante au côté du bulbe qui a été blessé.

Il est probable que la paralysie serait moins absolue si les corps restiformes étaient restés intacts. Du moins, je ne me souviens pas d'avoir vu la blessure isolée d'une pyramide antérieure, sur les lapins, déterminer l'abolition du mouvement de tout une moitié du corps.

Vous noterez encore que les effets en sont directs, bien que nous ayons agi au-dessus de l'entrecroisement. Nous avons déjà fait cette remarque à l'occasion du chien que vous avez sous les yeux.

Afin d'être bien sûrs de nos conclusions, nous allons faire l'autopsie de ce lapin, et voir si réellement les points coupés sont ceux que nous avions l'intention d'atteindre. L'animal est mort maintenant, car il s'est formé une hémorragie à l'intérieur du rachis qui a comprimé la moelle.

Voici le bulbe. Les deux corps restiformes ont été blessés à la même hauteur, et l'aiguille ne paraît pas avoir dépassé l'épaisseur de ces cordons médullaires. Quant à la pyramide antérieure droite, elle offre à son centre, à deux lignes du pont, un petit trou qui la traverse de part en part. L'expérience a donc réussi aussi bien que nous le désirions.

Je suis très-impatient de savoir si nous avons eu la main aussi heureuse relativement au chien hémiplégique. C'est ce que nous serons très-probablement à même de vérifier dans la séance prochaine.

DIX-HUITIÈME LEÇON.

15 mars 1839.

SOMMAIRE. Disposition des faisceaux du bulbe chez l'homme et chez le chien. — Autopsie d'un chien mort des suites d'expériences. — Congestion pulmonaire consécutive à la lésion du bulbe. — Rapprochements entre les blessures du bulbe et les phénomènes développés. — Expériences sur les faisceaux du bulbe. — Attitude particulière prise par l'animal après l'expérience. — Observation d'une jeune fille morte épileptique. — Caractère des attaques d'épilepsie. — Complication d'un état typhoïde. — Examen du cerveau. — Absence de lésions dans le cerveau de la jeune fille épileptique. — Expérience sur le cervelet des grenouilles. — Expériences sur les faisceaux du bulbe d'un pigeon. — Nouvelle preuve que certaines attitudes familières aux animaux sont sous la dépendance de parties spéciales du système nerveux.

MESSIEURS,

Avant de continuer nos expériences sur les propriétés des faisceaux du bulbe, j'ai voulu m'assurer par une dissection minutieuse si la disposition anatomique de ces parties est chez le chien la même que chez l'homme. Il était de la plus haute importance de savoir comment les pyramides antérieures se comportent l'une par rapport à l'autre. Y a-t-il entrecroisement de leurs fibres ? Sous quel aspect se présente cet entrecroisement, dans le cas où il existe ? Dans quel point est-il apparent ? Toutes questions que je ne pouvais résoudre que par l'inspection directe de ces faisceaux médullaires.

Hier donc je me suis occupé de ces recherches d'anatomie. Voici les résultats que j'ai obtenus.

En écartant avec précaution les pyramides antérieures sur un bulbe de chien récemment tué, on aperçoit au fond du sillon médian qui les sépare, des linéaments blanchâtres qui se portent transversalement d'un côté à l'autre en s'entrecroisant. Il semble que la pyramide droite ait ses racines à gauche, et la pyramide gauche ses racines à droite. Je ne crois pas m'être abusé sur ces apparences, car j'avais soin de faire des tractions ménagées afin de ne rien déchirer ni même tirailler. Cet entrecroisement de fibres molles et délicates n'a pas lieu dans toute la longueur des pyramides qui, comme vous le savez, sont proportionnellement beaucoup plus allongées chez le chien que dans l'espèce humaine : il m'a paru surtout évident à leur point d'émergence, c'est-à-dire à l'endroit où se terminent les cordons antérieurs de la moelle épinière.

Voici une préparation qui me paraît mettre cette particularité de structure dans tout son jour. Comme la pièce a macéré dans de l'alcool, elle est plus ferme, et on en voit mieux les détails. Je vais vous la faire passer.

Nous pouvons maintenant reprendre nos expériences. Mais auparavant j'aurai à vous entretenir du chien sur lequel nous avons fait deux opérations, l'une pour couper la pyramide antérieure droite, l'autre, le corps restiforme gauche.

Vous vous rappelez qu'à la fin de la leçon dernière, il paraissait très abattu, très souffrant. Dans la soirée, il a refusé de manger, bien qu'on lui eût accommodé les aliments les plus capables d'éveiller son appétit. La respiration était embarrassée. On avait beau appeler l'animal, et chercher à distraire son attention, il conservait l'attitude que vous lui avez vue, le corps roulé en cercle de telle manière que la tête appuyait sur la hanche gauche. Cependant le lendemain, il s'est dressé sur ses pattes, et a fait quelques pas en avant. Il se tenait assez solide, bien que le côté droit fût évidemment plus faible que le côté gauche. Du reste, pas d'appétit : dyspnée toujours croissante ; léger strabisme. Dans l'après-midi il s'est de nouveau roulé sur lui-même. C'est dans cette position qu'il est mort. Nous allons en faire l'autopsie.

J'ouvre la poitrine afin de voir si la gêne de la respiration, qui est devenue vers la fin le phénomène prédominant, était liée à une simple perturbation nerveuse ou bien à une lésion matérielle du tissu pulmonaire. Les poumons ne se sont point affaissés au contact de l'air. Quelle en est la cause ? Nous la trouverons probablement dans les troubles de la circulation capillaire.

D'abord le poids du poumon est notablement augmenté : je m'en assure en soupesant ce viscère avec ma main. Sa surface offre une couleur plus foncée qne de coutume, comme si le sang était accumulé et extravasé dans le parenchyme jusqu'au dessous du feuillet séreux. Je coupe le poumon par tranches : nul doute maintenant sur la nature des lésions. Il est évident que le sang s'est arrêté dans ses infiniment petits vaisseaux, s'est épanché dans les cellules, et a pris la place que l'air devait occuper. Vous trouvez là tous les caractères anatomiques propres à l'asphyxie.

Cet état de congestion du poumon est fort remarquable. Nous verrons s'il se montrera de nouveau dans les cas où nous aurons lésé le bulbe rachidien. Ce sont les mêmes altérations que celles qui succèdent à la section du pneumo-gastrique; vous n'en serez pas surpris, en songeant que nous agissions dans le voisinage des filets d'origine de la huitième paire, et que probablement quelques-uns de ces filets auront été intéressés.

Passons maintenant à l'examen des faisceaux du bulbe que l'aiguille a blessés. Je n'ai encore touché à rien, de peur qu'il ne vous échappât quelque particularité de l'autopsie.

Nous avons déjà la certitude qu'il ne s'est pas fait d'épanchement purulent ni autre dans l'intérieur du rachis. Les méninges au contraire paraissent sèches et arides : elles sont rouges dans quelques points.

J'enlève les caillots de sang et la trame celluleuse qui enveloppent la moelle, afin de rendre apparentes les deux blessures du bulbe : l'une est à droite, l'autre est à gauche.

J'aperçois d'abord celle du côté gauche : elle a une ligne à peu près d'étendue et est dirigée de haut en bas et un peu de dedans en dehors. Son siége précis est au-dessous du corps restiforme, sur les limites du faisceau latéral, de sorte que la pyramide postérieure a été plutôt détachée du cordon nerveux adjacent qu'elle n'a été divisée dans l'épaisseur même de son tissu. Très peu des fibres de cette pyramide ont donc été coupées, puisque l'instrument a été dirigé parallèlement à leur longueur.

Ce n'est pas là tout-à-fait ce que je m'étais proposé d'obtenir. Mon intention était de piquer le corps même de la pyramide postérieure. Je ne sais si je dois regretter de ne pas avoir complétement réussi; car l'opération que nous avons faite un peu à notre insu est tellement délicate qu'il serait très difficile, peut-être même impossible, de la répéter sans blesser l'un ou l'autre des deux faisceaux.

Je ne vous rappellerai pas quels ont été les effets de cette piqûre : comme nous avons fait l'expérience avant-hier, vos souvenirs sont encore tout frais.

Arrivons actuellement à la première blessure, celle par laquelle nous avons essayé d'atteindre la pyramide antérieure droite. C'est surtout celle-là qui nous intéresse le plus, puisqu'il est survenu une hémiplégie qui a persisté jusqu'à la mort.

Je m'assure d'abord que le corps restiforme du côté droit est intact. En dedans de ce corps est un point rougeâtre qui ne disparaît pas sous un filet d'eau et qui pénètre évidemment à une certaine profondeur. C'est l'orifice d'entrée de l'aiguille. Pour examiner tout à mon aise le trajet de l'instrument, je coupe le bulbe à son insertion à la protubérance, et au-dessous de l'entrecroisement des pyramides, puis je l'extrais du canal rachidien.

Considérons-le maintenant par sa face antérieure.

L'aiguille a traversé toute l'épaisseur du bulbe, à en juger par la cicatrice que j'aperçois en avant. Cette cicatrice est plus étendue que celle de la partie postérieure, car elle est longue environ d'une ligne et demie. Vous en concevrez sans peine la raison, la douleur ayant fait faire à l'animal un mouvement brusque dans le moment de la piqûre, mouvement qui a nécessairement prolongé l'incision en déplaçant l'extrémité la plus mobile de l'aiguille. Quelles sont au juste les parties lésées ?

La pyramide antérieure droite est coupée dans son quart externe, mais la blessure s'étend transversalement jusqu'au faisceau latéral correspondant qui lui-même est divisé dans son tiers interne. Ainsi nous avons été un peu trop loin, et par conséquent les résultats sont complexes. Est-ce la lésion de la pyramide antérieure, ou bien celle du faisceau latéral, qui a produit l'hémiplégie? Peut-être ces deux lésions y ont-elles contribué? Il faudra répéter l'expérience en agissant autant que possible sur un seul faisceau.

En y regardant de plus près encore on reconnaît que l'incision a surtout porté sur le faisceau latéral qui, chez les chiens, est très considérable : il a été coupé dans presque la moitié de sa largeur. Je crois donc qu'il faut rattacher à la blessure de ce faisceau la plus grande part dans les phénomènes de paralysie de toute la moitié du corps.

Je ne puis trop vous rappeler que les effets n'ont pas été croisés, que l'hémiplégie est survenue du côté même où le bulbe a été piqué. C'est là un point important dans la physiologie de ces parties.

Des effets directs ont pareillement suivi la blessure de la moitié gauche du bulbe. Il est vrai que dans cette dernière expérience la pyramide antérieure n'avait pas été touchée; le fait toutefois est bon à noter.

J'avais le projet de répéter sur un autre chien les mêmes tentatives, afin d'apprécier au juste ce qui appartient à chaque faisceau du bulbe, mais l'animal que nous avons ici est tellement indocile et turbulent qu'il est probable que nous allons échouer. Je vais cependant essayer.

Expérience (*Chien*). Il a fallu le museler pour l'empêcher de mordre, et encore trouve-t-il le moyen de lancer avec force des coups de tête, et d'égratigner avec ses griffes. Vous voyez combien j'éprouve des difficultés à mettre à découvert la membrane qui s'étend de l'occipital à l'atlas. Chaque incision provoque des bonds et des culbutes qu'il est impossible d'empêcher complétement. Jamais je n'ai vu d'animal aussi récalcitrant: c'est là une disposition des plus fâcheuses pour le résultat des expériences.

Enfin me voilà arrivé au niveau du quatrième ventricule: le liquide céphalo-rachidien est écoulé, ce qui amène enfin un peu de calme dans la résistance de l'animal.

Je voudrais couper le faisceau latéral, sans toucher aux autres faisceaux du bulbe. Ceci n'est pas chose aisée; car pour peu que nous inclinions l'instrument un peu trop vers la ligne médiane, nous blessons la pyramide antérieure ou la pyramide postérieure. Il s'écoule une assez grande quantité de sang qui masque toutes ces parties: je vais l'absorber avec une éponge fine.

Voilà qui est fâcheux. A peine j'ai approché l'éponge du bulbe, que l'animal, qui depuis un instant était tranquille, s'est déjeté brusquement la tête en arrière, et est venu se blesser lui-même. Il se sera probablement fait une forte contusion des corps restiformes; or, quand il s'agit d'organes aussi délicats, le moindre froissement détermine des accidents. L'animal paraît maintenant tout hébété. Il se couche, se relève, fait quelques pas, puis se laisse tomber sur le côté, obéissant plutôt à des impulsions involontaires qu'à des mouvements déterminés. Suspendons l'expérience quelques instants. Peut-être les accidents vont-ils diminuer, et n'y a-t-il eu qu'une simple compression du bulbe sans désorganisation de son tissu.

Le calme est en partie revenu. Profitons-en pour diriger l'aiguille dans le point indiqué. Je l'enfonce. Je ne saurais dire au juste quelles parties je viens de piquer, car je n'ai pas eu le temps de prendre mes mesures et l'animal est venu lui-même au-devant de l'instrument. Mon projet était de blesser le faisceau latéral gauche, mais ce serait un hasard très grand que j'eusse réussi.

Quoi qu'il en soit, voici ce chien qui se comporte à peu près comme l'autre que nous venons d'examiner à l'instant. Il s'est roulé en cercle à gauche, de manière que sa tête est voisine de sa queue. Cette position, il la garde sans pouvoir en changer. C'est la même que celle qu'avait déterminée chez l'autre animal l'espèce de décollement de la pyramide postérieure et du faisceau latéral. Aurions-nous ici une lésion pareille? Nous nous en assurerons plus tard.

J'ai eu plusieurs fois, dans le courant de ce semestre, l'occasion de vous présenter des pièces pathologiques relatives aux maladies du système nerveux et surtout de l'encéphale. Sachez bien, messieurs, que c'est par l'alliance des études physiologiques et des faits d'observation recueillis sur l'homme, qu'on arrivera à utiliser les nombreux matériaux d'instruction que chacun de vous peut puiser dans nos hôpitaux et nos amphithéâtres. Aussi est-il important de chercher la cause matérielle, anatomique, des phénomènes morbides caractérisés surtout par une lésion profonde des masses nerveuses centrales ou de leurs dépendances. Ces recherches, quels qu'en soient les résultats, concourent toujours aux progrès de la science.

Nous allons donc examiner maintenant le cerveau d'une jeune fille qui a succombé à l'Hôtel-Dieu des suites d'une maladie épouvantable dont elle était atteinte depuis son enfance. Vous dire que cette maladie a été connue de temps immémorial, qu'elle bouleverse spontanément et à l'improviste le jeu de tous nos organes, qu'elle empoisonne tous les moments de l'existence par l'imminence de ses attaques, et son caractère d'incurabilité, c'est vous indiquer assez qu'il s'agit de l'épilepsie.

Qui de vous, messieurs, n'a été témoin de l'effroyable spectacle d'un épileptique au milieu d'un accès? La face est violacée, la bouche torse et garnie d'une écume sanguinolente, les yeux immobiles ou roulant dans l'orbite. Les membres sont agités de secousses convulsives. La lumière la plus vive, les odeurs les plus pénétrantes, sont sans action sur la rétine, ni sur la membrane olfactive. Absence totale de sentiment et d'intelligence. Bruit stertoreux de la respiration, par la difficulté qu'éprouve l'air à pénétrer dans le thorax. Claquement et quelquefois broiement des dents rapprochées par saccade les supérieures des inférieures, tant est puissante l'énergie contractile des muscles qui meuvent convulsivement les mâchoires! Excrétion involontaire des urines et des matières fécales. Soubresauts comme tétaniques de tout le corps. Les malades se roulent et se tordent dans tous les sens en faisant entendre une sorte de grognement étouffé.

Cet état dure plusieurs minutes, puis toute la machine humaine semble se détendre, les membres redeviennent souples, les traits reprennent leur régularité : parfois survient un tremblement général qui rappelle le frisson de la fièvre intermittente, et qui est suivi d'une sueur abondante.

L'accès est passé, mais la connaissance n'est pas encore revenue. L'épileptique reste plongé dans un assoupissement profond, comme si le système nerveux, épuisé par le bouleversement de tous les actes qu'il doit diriger, avait besoin d'un instant de relâche avant de reprendre le libre exercice de ses importantes fonctions.

En général l'accès débute tout d'un coup, et l'individu tombe comme frappé de la foudre. Souvent alors la tête porte contre un meuble ou tout autre objet : la peau peut se déchirer et le crâne s'ouvrir, quelquefois même la mort est la conséquence immédiate de la chute. Beaucoup de malades sont avertis de l'imminence d'une attaque par un sentiment de tristesse et de malaise général ; d'autres par des étourdissements, des bouffées de chaleur qui montent au visage ; plusieurs par des hallucinations bizarres de divers sens. Quelques-uns sentent un sorte de vapeur *(aura epileptica)*, qui part d'un point quelconque du corps, remonte vers le cœur, arrive au cerveau, et c'est alors que l'accès éclate. Ces malades ont le temps d'appeler du secours, ou du moins de prendre leurs précautions pour qu'en tombant ils ne soient pas exposés à se blesser.

Une fois l'accès terminé, l'épileptique n'a aucun souvenir de ce qui s'est passé. Pour lui, l'existence a fini à dater du moment où il a perdu connaissance : elle n'a recommencé que dès qu'il a pu se mettre en rapport avec le monde extérieur.

Tel est le tableau bien incomplet sans doute des principaux phénomènes qui caractérisent l'attaque d'épilepsie. Ils ne sont pas toujours aussi effrayants. Ainsi ce sera une absence du moment, une sorte de lueur, rapide comme l'éclair. Vous vous entretenez avec une personne, et cette personne, au milieu d'une phrase, s'arrête sans motif, éprouve une espèce de frisson accompagné de quelque chose d'égaré dans les yeux et les traits du visage, ou bien elle reste fixe et immobile : tout cela dans l'espace de quelques secondes. Puis elle reprend le fil de son idée comme s'il ne lui fût rien arrivé. C'est ce que les auteurs appellent le *vertige épileptique*.

Entre ces deux degrés extrêmes d'une même maladie, existe une foule d'intermédiaires. Mais quels que soient le caractère et l'intensité de l'attaque, vous la reconnaîtrez toujours en ce qu'il y a trouble simultané de toutes les forces qui meuvent, chacune dans sa sphère, l'économie vivante.

N'est-ce pas un admirable sujet d'étude que cet état particulier de l'organisme dans lequel l'ensemble des fonctions perd subitement et subitement recouvre son jeu accoutumé ? ne semble-t-il pas que le principe vital est attaqué à sa source ! Par quel mystère inconnu tout était-il devenu malade, et tout est-il rentré dans l'ordre ? C'est là ce qui me frappe le plus dans l'histoire de l'épilepsie, c'est cette simultanéité de désordres que rien n'a pu prévenir, et ce retour à la santé que rien n'a pu hâter. Le médecin, comme l'homme du monde, reste simple spectateur.

Dans les premiers temps de la maladie, vous n'observez, entre les accès, aucuns troubles dans les fonctions organiques et intellectuelles : mais bientôt les unes et les autres s'affectent, à mesure que les accès se répètent et se rapprochent.

Ainsi la jeune fille dont nous allons examiner le cerveau était tombée dans un état d'hébétude voisin de l'idiotisme. Son regard sans expression avait cette fixité stupide qui annonce l'affaissement des facultés intellectuelles. Elle répondait avec lenteur, paraissait indifférente sur son état et sur les soins dont elle était l'objet. Ses attaques n'étaient pas très fortes ni très fréquentes. Nous n'avons eu d'ailleurs que des renseignements fort incomplets sur ses antécédents.

Au moment de son admission à l'hôpital la malade présentait cet aspect particulier qu'on est convenu d'appeler *typhoïde*. Une petite saignée exploratrice lui fut pratiquée; le sang retiré de la veine resta fluide, caractère très mauvais, comme vous savez, puisque la vie est impossible alors que la fibrine n'a plus la propriété de se coaguler. Je portai un diagnostic très fâcheux qui ne tarda pas à être justifié; la malade mourut dix jours après.

Nous avons fait l'autopsie des viscères thoraciques et abdominaux, et nous avons rencontré dans le poumon et l'intestin ces troubles de la circulation capillaire que vous savez caractériser le défaut de coagulabilité du sang. Je ne veux parler ici que de l'état du système nerveux: aussi ai-je laissé ses enveloppes intactes afin que nous puissions l'examiner ensemble.

Une première question est celle-ci : trouverons-nous dans l'encéphale de cette jeune fille de quoi expliquer l'épilepsie dont elle était atteinte? jusqu'ici les ouvertures de cadavre n'ont rien appris sur la cause certaine, ni même probable de cette horrible affection. On a bien signalé une multitude d'altérations du cerveau et de ses membranes comme pouvant la produire, ainsi des exostoses du crâne, des ossifications et des fongosités de la dure-mère, des hydropisies ventriculaires, des tubercules, des cancers, des ramollissements, des indurations du tissu cérébral. Mais toutes ces lésions ont été rencontrées chez des individus non épileptiques, et d'ailleurs le plus souvent on ne trouve absolument rien chez ceux qui sont morts d'épilepsie. Nous n'avons donc aucun motif pour croire que chez cette jeune fille il existe plutôt telle altération que telle autre. Il est même fort possible que l'encéphale s'offre parfaitement intact. Procédons à son examen.

Le cerveau paraît bien conformé. Les circonvolutions sont bien dessinées à sa surface et annoncent une organisation et une distribution régulières.

Le cervelet et les autres masses centrales ne présentent rien à noter de particulier.

Quand je détache la pie-mère de l'écorce cérébrale, ses vaisseaux semblent dilatés, et les points par où ils pénètrent dans le cerveau sont marqués par autant de petites gouttelettes de sang. Vous ne confondrez pas ce pointillé avec celui qui caractérise la véritable méningite : il est le produit mécanique des efforts que fait l'épileptique pendant son accès. Puisque la poitrine se dilate péniblement, que la circulation veineuse se ralentit ainsi que l'indiquent la coloration violacée de la face et le gonflement des jugulaires, qu'y a-t-il d'étonnant à ce que le réseau vasculaire de la pie-mère soit fortement injecté ?

J'ouvre les ventricules, j'incise le cerveau et le cervelet dans tous les sens : rien de changé dans l'aspect ni la consistance de ces parties. Je coupe la protubérance, le bulbe rachidien, la moelle spinale en tranches très minces : il m'est impossible d'y apercevoir la moindre lésion.

Voilà donc un nouveau cas à ajouter à tant d'autres, d'absence de caractères anatomiques propres à expliquer l'épilepsie.

Je ne m'étendrai pas davantage sur les réflexions et les raisonnements dont est susceptible un résultat de cette nature. Il est fâcheux sans doute de ne pouvoir saisir le lien qui unit ici les troubles de la fonction à ceux de l'organe, mais ce n'est point en dissertant qu'on parviendrait à le rencontrer, et j'aime mieux reprendre nos expériences que de nous arrêter à la solution d'une question que je crois encore insoluble.

Nous n'avons plus que quelques minutes. Tâchons de les employer utilement.

Expérience *(grenouille)*. Je vais essayer de piquer sur cette grenouille le cervelet, si toutefois on peut donner le nom de cervelet à la petite bande transversale qui représente cet organe chez les reptiles. Peut-être serait-il aussi rationnel de regarder cette lamelle nerveuse comme le rudiment des fibres transversales de la protubérance.

On n'obtient de phénomènes latéraux apparents sur les grenouilles qu'en s'attaquant aux tubercules optiques. Il est donc très-probable que la bandelette cérébelleuse pourra être lésée sans qu'il en résulte de troubles plutôt vers une des moitiés du corps que vers l'autre.

Voici la voûte du crâne enlevée. Vous apercevez le petit faisceau de fibres transversales qui représente le cervelet. Je le coupe à sa partie moyenne.

L'animal vient de faire un bond, mais en arrière, en basculant sur l'extrémité de ses pattes postérieures comme sur un piveau. Il est tranquille maintenant, et paraît ne plus s'apercevoir de l'opération qu'il a subie.

Cette espèce de pirouette me rappelle les expériences que j'ai faites autrefois sur le cervelet des pigeons : plusieurs de ces oiseaux acquiéraient la singulière propriété de voler à reculons, de manière que la queue fendait l'air et dirigeait le reste du corps.

Pigeon. Je voudrais couper sur cet animal un des faisceaux du bulbe rachidien. Je vais attaquer le cervelet par sa face cérébrale, à cause des énormes sinus qui occupent la région postérieure du crâne, et qui nous exposeraient à une hémorragie à peu près inévitable. Comme les oiseaux sont dépourvus de protubérance, on arrive facilement au bulbe par la partie antérieure.

J'enfonce l'aiguille dans la direction de la pyramide antérieure droite. Je serais fort embarrassé de dire au juste ce que j'ai piqué. Toujours est-il que le pigeon s'est rengorgé, et que maintenant il tient sa tête tournée et inclinée à droite, dans une position familière à ces oiseaux. Le corps conserve sa rectitude. La rotation est donc limitée à la région cervicale.

Il m'est impossible de ne pas rapprocher ces résultats de ceux que nous avons observés chez les deux chiens soumis précédemment aux mêmes expériences. Ainsi se trouve de plus en plus confirmée l'idée que j'avais émise sur les usages differents des mêmes parties de l'encéphale dans les différentes classes d'animaux, et sur leur liaison directe avec divers mouvements et diverses attitudes.

Il paraîtrait aussi que les animaux dont certaines parties du cerveau manquent, sont privés des fonctions auxquelles ces mêmes parties président chez les animaux où elles existent. Ainsi le pigeon n'a pas de protubérance; nous ne voyons pas non plus qu'il jouisse de certains mouvements rotatoires, qu'on rencontre chez les animaux qui ont une protubérance. Je ne vous donne encore ces remarques que comme un aperçu, mais il serait possible qu'elles fussent un jour l'objet d'intéressantes recherches.

DIX-NEUVIÈME LEÇON.

20 mars 1839.

SOMMAIRE. Pièce pathologique communiquée par M. James. —Bruit de souffle au second temps.—Rétrécissement de l'orifice auriculo-ventriculaire gauche. — Digression à ce sujet sur la théorie des bruits anormaux du cœur. — Réflexions cliniques. — Examen d'animaux morts à la suite d'expériences. — Aspect purulent du liquide céphalo-rachidien. — Engorgement du poumon consécutif à une blessure du bulbe.—Ardeur des grenouilles pour l'acte de la reproduction.—Expérience sur le cervelet de grenouilles accouplées.—Clôture du semestre.

MESSIEURS,

Une pièce pathologique fort importante vient de m'être remise par M. James : bien qu'elle ne rentre pas dans nos études actuelles, je vous en dirai quelques mots, attendu qu'elle se rattache à la solution d'une des questions les plus intéressantes de la théorie des bruits du cœur. Nous avons dans un précédent semestre traité à fond ces questions : aussi ce que je vais ajouter aujourd'hui ne servira en quelque sorte que de complément à ce que nous avons déjà développé plus en détail.

Voici cette pièce : mais avant de passer à son

examen, je vous donnerai quelques renseignements que M. James m'a fournis avant la séance sur la malade à qui elle a appartenu.

C'était une femme d'une cinquantaine d'années, sujette depuis quelque temps au retour de ces phénomènes d'étouffement et de suffocation appelés *asthmes.* Elle avait eu précédemment diverses attaques de rhumatisme articulaire aigu. A la suite de ces attaques, elle remarqua que ses pieds et ses jambes étaient plus gonflés le soir que le matin, qu'elle ne pouvait faire une marche un peu longue, surtout en montant, sans être prise de battements de cœur, sans perdre haleine. Cependant comme sa santé générale se soutenait, elle ne s'inquiétait que très médiocrement de son état. Il y a environ un mois que tous ces symptômes ont empiré. L'infiltration œdémateuse n'a plus été bornée aux points les plus déclives des membres pelviens : elle s'est étendue aux cuisses, aux téguments de l'abdomen et du thorax, aux membres supérieurs, à la face, en un mot à toute l'habitude extérieure du corps. La malade s'est alors décidée à entrer à l'Hôtel-Dieu.

Lors de son admission, M. James constata l'état suivant : figure bouffie, violacée ; paupières engorgées, ne pouvant que médiocrement s'écarter l'une de l'autre. Tout le tissu cellulaire sous-cutané est rempli de sérosité qu'on déplace facilement en déprimant avec le doigt un point quelconque du corps. Dans certains endroits la peau est tendue et luisante : on dirait qu'elle s'est amincie pour se prêter au volume du liquide épanché au-dessous d'elle. Respiration fréquente, pénible, suspirieuse; besoin continuel d'expectorer, comme si l'exhalation bronchique augmentait en proportion de l'exhalation séreuse du tissu cellulaire. Le ventre est volumineux, mais cela est plutôt dû à l'infiltration de ses parois qu'à un épanchement de liquide dans la cavité péritonéale. La sécrétion urinaire est peu abondante. Les fonctions digestives ne sont pas troublées.

Je ne fais qu'indiquer ces phénomènes qui sont communs à la plupart des cas d'hydropisie générale. Arrivons à l'appareil circulatoire, car c'est là le point capital.

Les jugulaires et les autres veines n'étaient que médiocrement dilatées. Il n'y avait point de pouls veineux.

Les pulsations artérielles étaient petites, concentrées : on sentait que l'artère ne se dilatait pas dans toute la plénitude de l'élasticité de ses parois, et qu'elle n'opposait point à la pression du doigt sa résistance habituelle. Du reste le pouls battait régulièrement.

En appliquant la main sur la région précordiale, les bruits du cœur paraissaient sourds et vibrants. Il n'y avait point à la percussion de matité prononcée qui indiquât une augmentation considérable du volume de l'organe.

L'auscultation du cœur pratiquée à diverses reprises et par diverses personnes exercées à ce genre de recherches a toujours présenté les particularités suivantes : premier bruit clair et distinct, soulevant légèrement l'oreille par le choc sec du thorax, puis légère pose; ensuite, au lieu du second bruit, souffle bruyant, commençant dans le moment où le second bruit aurait dû se produire, et se prolongeant presque jusqu'au premier bruit. Ce souffle, très fort à l'instant de sa formation, diminuait et finissait comme en mourant, puis le premier bruit revenait, puis la pause, puis enfin le souffle dont je viens de décrire le caractère. Il n'y avait donc pas de second bruit; en d'autres termes, le cœur, pendant la diastole, ne venait pas heurter la paroi pectorale; aussi l'oreille n'était-elle pas soulevée pendant ce second temps comme pendant le premier. Toutes les précautions ont été prises pour qu'il n'y eût pas possibilité d'erreur. Vous savez qu'avec un peu d'habitude on reconnaît aisément le rhythme et le caractère des bruits du cœur, et que les données fournies par l'auscultation permettent d'établir le diagnostic avec une certitude presque mathématique.

La malade n'a pas tardé à succomber comme succombent les personnes atteintes d'une affection organique du cœur. La circulation pulmonaire et par suite la respiration se sont de plus en plus embarrassées : il est survenu des défaillances, des syncopes; enfin la mort est arrivée au milieu d'un état complet d'asphyxie.

Quelles sont maintenant les lésions qui ont été trouvées à l'autopsie? Comme les pièces sont sur ma table, vous allez en juger par vous-mêmes.

Le cœur ne paraît pas beaucoup plus volumineux qu'il ne doit l'être à l'état normal. L'épaisseur de ses parois est à peine augmentée. Rien donc à noter sous ce rapport. Examinons les orifices.

Les valvules sygmoïdes du ventricule droit, et celles du ventricule gauche ont leur souplesse et leur liberté de mouvement habituelle. Elles n'adhèrent point l'une à l'autre; en s'abaissant elles obturent complétement la lumière des vaisseaux: c'est ce dont M. James a eu soin de s'assurer; car ayant versé de l'eau dans l'aorte et l'artère pulmonaire, alors que leurs parois étaient intactes, les valvules sygmoïdes ont rempli parfaitement leur jeu de soupape, et le liquide n'a pas pénétré dans les ventricules. Nous ne trouvons donc là aucune cause physique de bruit de souffle, puisqu'il n'y a ni rétrécissement ni insuffisance. En est-il de même des orifices auriculo-ventriculaires? c'est ce que vous allez voir. Les deux ventricules sont incisés par leur face antérieure: de cette manière vous pouvez examiner l'état des ouvertures et des valvules auriculaires.

J'introduis mon doigt par la veine cave supérieure dans l'oreillette droite, et de là je passe dans le ventricule droit, en franchissant l'orifice auriculo-ventriculaire. Aucun obstacle ne m'a arrêté. La valvule tricuspide est mobile, sans adhérence pathologique avec les parties voisines ni avec elle-même. L'ouverture est libre, et rien pendant la vie ne s'opposait au passage du sang de son réservoir dans le corps de la pompe.

J'essaie de répéter la même manœuvre du côté gauche, mais ici la chose est impossible. Mon doigt arrivé dans l'oreillette heurte contre une cloison incomplète qui bouche l'entrée du ventricule, de sorte que les deux cavités gauches du cœur ne communiquent plus librement entre elles. Cette cloison n'est autre que la valvule mitrate épaissie, tendue comme une sorte de diaphragme, adhérente au pourtour de l'orifice auriculo-ventriculaire, sans pouvoir s'abaisser ni se redresser pour fermer ou pour ouvrir le passage au sang. Cependant le sang pouvait encore se mouvoir de l'oreillette dans le ventricule, au moyen d'une petite ouverture placée au centre de la cloison valvulaire; mais vous comprenez très bien que cette ouverture était insuffisante pour que le réservoir se vidât complétement dans le corps de la pompe. En effet je puis à peine y introduire le bout du petit doigt. Comparez l'orifice auriculo-ventriculaire gauche avec l'orifice correspondant du côté droit, et vous jugerez de la différence. Celui-ci a son diamètre naturel, celui-là au contraire est considérablement rétréci.

Nous trouvons donc dans le cœur une lésion organique très prononcée. Nous expliquera-t-elle la cause et le moment du bruit de souffle? Oui, ou plutôt, ne préjugeons rien, et analysons.

Le premier bruit du cœur était normal; pourquoi? parce que les orifices pulmonaire et aortique des ventricules étant libres, rien ne s'opposait à ce que la contraction ventriculaire ne projetât le sang dans les tuyaux de la grande et de la petite circulation. Il y avait donc choc du thorax par la pointe du cœur, partant premier bruit.

Nous avons dit que le second bruit manquait, et

qu'il était remplacé par un souffle: tout cela s'explique.

L'absence de second bruit dépend de ce que le ventricule au moment de sa diastole ne recevait pas de l'oreillette une quantité de sang assez considérable pour remplir sa cavité, et que par suite ses parois ne se dilataient pas assez pour aller heurter la poitrine. Tant qu'il n'y a pas de choc il ne peut y avoir de bruit, puisque nous savons que le tic-tac du cœur est le produit de deux chocs successifs. Dans le cas qui nous occupe c'est le second choc qui manquait. Ce sera donc le second bruit qui manquera pareillement.

Ce second bruit, avons-nous dit, était remplacé par du souffle. Nécessairement. Qu'arrive-t-il quand un liquide passe d'une cavité pleine dans une cavité vide, à travers un orifice étroit dont le pourtour est résistant? il frotte contre cet orifice, et du frottement résulte un souffle. Telle est l'histoire de notre malade. Le sang arrivait par l'orifice auriculaire dans le ventricule gauche en petites colonnes mues avec d'autant plus de force que l'oreillette déployait plus d'énergie pour lutter contre le rétrécissement. Si, quand l'ouverture est plus grande, le sang passe sans faire du bruit, vous concevez facilement qu'il n'en est plus de même quand le diamètre de l'ouverture est très rétréci. Vous avez alors un bruit de souffle.

Je sais bien que ce fait contrariera bien des théories et surtout bien des théoriciens ; mais quelles objections peut-on sérieusement opposer à nos conclusions ?

Maintenant je vais plus loin, et je dis que ce fait seul suffirait pour réfuter les idées généralement admises aujourd'hui sur la cause des bruits anormaux du cœur.

On attribue le bruit de souffle du second temps à l'insuffisance des valvules sygmoïdes qui, ne remplissant qu'imparfaitement leur jeu de soupapes, laissent rentrer le sang dans le ventricule au moment de la diastole de cette cavité. Nous avons vu que sur ce cœur les valvules sygmoïdes sont loin d'être insuffisantes. Déjà donc la théorie est ici en défaut. Elle l'est encore pour une autre raison que voici.

La valvule auriculo-ventriculaire gauche par la perte de son ressort élastique était insuffisante, puisque le diamètre de son ouverture était le même à l'instant de la dilatation et de la contraction du ventricule. En un mot elle ne pouvait s'opposer au reflux du sang dans l'oreillette, pendant la systole ventriculaire. Si ce reflux se fût accompagné d'un souffle, vous auriez entendu ce souffle en même temps que le premier bruit du cœur. Il n'en était rien pourtant. M. James m'a dit et me répète encore devant vous que le premier bruit était parfaitement pur, sans mélange de souffle d'aucune espèce.

Je ne prétends discuter ici aucune théorie, je veux seulement montrer que le fait dont je viens de vous entretenir ne peut être expliqué par l'action insuffisante des valvules. Non pas que je nie que cette insuffisance ne puisse jamais s'accompagner d'un bruit de souffle. Pour moi je n'en ai pas encore vu d'exemple, mais cependant d'autres observateurs fort recommandables affirment en avoir rencontré, et par conséquent ce sujet demande encore de nouvelles recherches.

J'ai d'autant plus de motifs de douter du rôle qu'on attribue à l'insuffisance des valvules dans la production du bruit de souffle, que j'ai fait des expériences qui contredisent formellement ces résultats. Ainsi j'ai déchiré ces valvules avec un petit crochet sur l'animal vivant, sans déterminer de bruits anormaux : à l'autopsie, je m'assurais que ces valvules étaient réellement devenues insuffisantes.

Si je voulais pousser plus loin l'analyse physiologique de cette intéressante observation, nous verrions que la plupart des phénomènes présentés par l'appareil circulatoire sont du ressort des lois hydrodynamiques.

Ainsi la petitesse et la concentration du pouls s'expliqueraient par l'impossibilité où était le ventricule gauche d'envoyer dans le système artériel une quantité de sang suffisante pour exercer sur les vaisseaux sa pression habituelle. Il n'en arrivait que fort peu par l'orifice auriculo-ventriculaire : le système artériel n'en reçoit donc qu'une quantité minime.

L'asphyxie produite par l'engorgement du poumon trouverait également son explication dans le même obstacle mécanique. L'oreillette ne pouvait faire passer dans le ventricule autant de sang qu'elle en recevait des veines pulmonaires, ce sang stagnait dans ces veines et de proche en proche dans tout l'appareil vasculaire du poumon.

L'absence du pouls veineux se concevrait à merveille, puisque l'orifice auriculo-ventriculaire droit était intact.

Mais ces considérations et autres encore non moins importantes nous entraîneraient trop loin, et nous écarteraient de l'objet principal de notre cours qui doit être l'étude du système nerveux. Peut-être même cette digression a-t-elle été un peu trop longue : revenons donc à nos expériences.

J'avais voulu, dans la séance dernière, couper le faisceau latéral gauche du bulbe sur un chien, mais l'animal s'est montré tellement indocile qu'il est plutôt venu trouver l'instrument que l'instrument n'a été le trouver, conduit par ma main : par conséquent j'ignore ce que nous avons fait.

Toujours est-il que l'animal, ainsi blessé, s'est roulé dans l'attitude du repos et a gardé cette position pendant long-temps sans en changer. La lésion d'un point quelconque du bulbe a seule provoqué des modifications de la contractilité musculaire, puisqu'il n'existait rien de semblable avant notre opération : reste maintenant à indiquer le point précis qui a été touché.

Avant de procéder à l'autopsie de l'animal, il serait peut-être bon de rechercher quelle est la nature des troubles survenus dans l'équilibre des puissances motrices, d'où est résulté cette torsion du corps forcée et permanente? Sont-ce les muscles lombaires gauches qui ont acquis une prédominance de contraction sur les muscles lombaires droits restés intacts? ceux-ci au contraire ont-ils perdu de leur énergie contractile, et par conséquent étaient-ils devenus impuissants pour contrebalancer celle des muscles lombaires gauches devenus ainsi comparativement plus forts ? Dans l'une et l'autre hypothèse le résultat mécanique est le même. J'avoue que cés faits sont trop récents pour que j'aie des idées bien arrêtées sur leur explication. Il est donc plus sage de nous contenter, pour le moment, de vérifier ce qui est, sans nous inquiéter du pourquoi des phénomènes.

C'est hier seulement que l'animal est mort. Je présume qu'il s'est fait quelque travail morbide autour de la masse nerveuse rachidienne et encéphalique, car les symptômes ont été ceux qui appartiennent à la compression du système nerveux central. La blessure que nous lui avons faite n'eût pas suffi à elle seule pour faire périr l'animal en si peu de temps. Il y a eu quelque complication accidentelle.

J'ouvre le rachis, en enlevant l'arc postérieur des vertèbres. Voici la dure-mère mise à nu : je l'incise. Entre le feuillet arachnoïdien et la pie-mère spinale vous apercevez une couche blanchâtre, crémeuse, qui remplit tout l'espace sous-arachnoïdien, et forme à la moelle une gaîne moulée sur sa surface externe. Cette gaîne enveloppe les racines des nerfs, pénètre dans les sillons de la tige médullaire, parcourt en un mot la même distribution que le liquide cérébro-spinal. Et en effet elle n'est pas autre chose que le liquide lui-même modifié dans ses propriétés physiques. Vous retrouvez cette matière blanchâtre dans le quatrième ventricule, dans l'aqueduc, et par suite dans toutes les cavités encéphaliques. Autour des hémisphères du cerveau et du cervelet, vous en voyez des traces. Il y a donc eu, chez cet animal, tous les caractères anatomiques de ce qu'on appelle *Méningite terminée par suppuration.* Ce n'est pourtant pas là du pus véritable. J'ai eu plusieurs fois l'occasion d'examiner au microscope le produit de ces sécrétions morbides intra-rachidiennes, et je me suis assuré qu'il contient peu ou point de globules purulents. Les globules qu'on y reconnaît sont moins gros que ceux du pus, sans offrir cependant l'aspect de ceux du sang. Ces globules sont comme déformés ; ils paraissent être à l'état de transition entre ceux du sang et ceux du véritable pus.

Je laisse tomber goutte à goutte un petit filet d'eau sur le bulbe, afin de le débarrasser de la couche puriforme qui le masque. Nous jugerons mieux de l'état des parties.

Les deux corps restiformes paraissent un peu meurtris, comme écornés à leur face postérieure, mais très superficiellement. Je présume que c'est l'éponge qui a fait cette légère déchirure au moment ou l'animal s'est renversé la tête en arrière. Quant à la piqûre de l'aiguille, je l'aperçois maintenant, elle est très visible.

L'instrument a touché le bulbe, en dedans du corps restiforme gauche, entre ce corps et le sillon médian postérieur : dirigé latéralement en dehors, il a traversé le faisceau latéral sans toucher à la pyramide antérieure. Nous avons donc à peu près atteint le but que nous nous proposions. Ce qui complique l'expérience, c'est la contusion des cordons restiformes; mais il n'est pas impossible cependant de faire la part de ce qui appartient à la piqûre de la pyramide antérieure gauche, surtout en se rappelant les résultats obtenus précédemment sur un autre chien.

Je vous signalerai ici comme circonstance curieuse de l'autopsie, l'état particulier du poumon qui est gorgé de sang, à peine crépitant, privé en partie de l'élasticité de son tissu. Ces lésions, je vous l'ai déjà dit, me rappellent parfaitement celles que détermine dans l'appareil respiratoire la section du pneumo-gastrique. Ce sont les mêmes phénomènes d'extravasation vers la circulation pulmonaire. Nous aurons à vérifier quelles sont les parties de l'encéphale ou de la moelle qui président spécialement au jeu du poumon et du cœur, car il est évident qu'elles n'ont pas toutes la même influence, puisque nous avons pu enlever sur des animaux les lobes cérébraux sans déterminer de troubles vers le cœur et le poumon. Déjà Legallois a ouvert la voie de ces recherches dans ses ingénieuses expériences.

Mais ce sera pour un autre semestre qu'il nous faudra entreprendre ces travaux, forcés que nous sommes de clore celui-ci par cette dernière leçon. Je veux cependant, avant de terminer, vérifier un fait qui a été annoncé par divers expérimentateurs, et que vous retrouverez reproduit dans la plupart de nos traités de physiologie.

Vous savez avec quelle ardeur les grenouilles se livrent à l'acte de la reproduction. Il paraîtrait que le mâle est tellement absorbé par ses jouissances érotiques, qu'il devient étranger à la douleur développée par les agens physiques, et que les seules sensations auxquelles il soit accessible sont celles de l'amour. Ainsi, au dire de ces auteurs, on peut couper, déchirer, brûler son corps, sans qu'il cesse de presser sa femelle entre ses bras. Je n'ai jamais fait cette expérience. Rien n'empêche que nous ne la fassions aujourd'hui puisque nous sommes dans la saison où les Bactraciens s'accouplent, et que nous en avons dans ce bocal plusieurs occupés aux fonctions génératrices.

Cependant comme nous ne devons jamais rien sacrifier à la curiosité seule, et qu'il nous faut toujours avoir un but d'utilité, nous ferons l'expérience de la manière suivante :

D'abord je couperai la peau du crâne, puis les os. Si le mâle tient bon, j'attaquerai la bandelette médullaire qui représente le cervelet chez les grenouilles, et je l'inciserai. De cette manière, nous pourrons voir quelle sera l'influence du cervelet sur les facultés reproductives, et si réellement cet organe remplit les usages qu'on lui attribue généralement. Il va sans dire que nos conclusions seront seulement applicables aux Bactraciens, car il n'est pas encore démontré que ce qu'on est convenu d'appeler cervelet chez ces animaux représente exactement l'organe qui porte ce nom chez les êtres d'un ordre supérieur.

Expériences. (*Premier couple.*) Voici deux grenouilles accouplées. Le mâle paraît être très ardent, et il est cramponné sur le dos de sa femelle qu'il enlace dans ses étreintes amoureuses. Je le soulève par une de ses pattes de derrière : il soulève de son côté sa compagne en la tenant par le milieu du corps, et il ne paraît pas d'humeur à s'en dessaisir sans résistance. Arrivons donc à des moyens plus énergiques.

Je divise avec le bistouri les téguments du crâne : l'animal ne s'en aperçoit même pas. La section des os n'amène pas non plus aucun signe de douleur. Voyons jusqu'où il faudra pousser les choses pour lui faire lâcher prise.

Vous apercevez, en arrière des lobes optiques, la bandelette transversale : je l'incise. Allons ! voilà une grenouille qui ne démentira pas l'ancienne réputation des mâles de son espèce, car elle se rit, ou du moins semble peu s'inquiéter de toutes nos tortures. Elle ne paraît pas moins tendrement attachée à sa femelle qu'avant l'expérience. Que faut-il donc pour vaincre un si puissant instinct ?

Je coupe les lobes cérébraux. Enfin elle a cédé ; vous avez vu l'animal s'avouer vaincu en laissant tomber celle qu'il tenait si étroitement embrassée. Je doute que les mêmes expériences, répétées sur d'autres couples, fournissent des exemples aussi éclatants de courage et de fidélité.

Second couple. Ce second couple a l'air aussi entreprenant que le premier. J'enlève le mâle par la patte, et il emporte sa femelle en la serrant fortement entre ses bras : mais ceci est peu de chose. C'est à la manière dont il supportera la destruction du cervelet que nous saurons à quoi nous en tenir sur son compte.

Je commence par inciser la peau qui revêt le

crâne. Que venons-nous de voir, messieurs? Comment! à peine une légère piqûre que déjà l'animal abandonne sa femelle et cherche à s'enfuir. Après ce que nous avons vu à l'instant, c'est là un contraste qui n'est pas à l'avantage du dernier mâle. Il s'expose à ce qu'on révoque en doute la sincérité de ses sentiments. J'ai hâte d'arriver à un troisième couple.

Troisième couple. Vous me voyez ici couper la peau et les os du crâne, sans que le mâle manifeste de douleur, sans qu'il suspende les contractions si expansives de ses bras. L'encéphale est mis à nu.

Je pourrais, comme dans l'expérience précédente, inciser la bandelette cérébelleuse : je préfère enlever d'abord les lobes cérébraux, pour voir les effets de cette soustraction.

Je commençais à extraire ces lobes lorsque l'animal a fait un mouvement comme si son système musculaire n'avait plus la même faculté contractile : la femelle en a profité pour se sauver. Il n'y a pas eu, de la part du mâle, manifestation de souffrance, car vous savez que les lobes du cerveau ne sont pas sensibles ; c'était plutôt une sorte de retour spontané à l'état naturel. Maintenant en effet l'animal est parfaitement calme. Ce qui a été aboli en lui, c'est cette force impérieuse qui le poussait à la procréation.

Il paraîtrait donc, d'après ces expériences, que la faculté génératrice, chez les Bactraciens, réside plutôt dans les lobes cérébraux que dans ce qu'on appelle le cervelet. Toujours est-il que nous avons pu par nous-mêmes juger de l'ardeur avec laquelle ces animaux se livrent à l'amour. Les mâles vont de nouveau être mis dans le bocal des femelles, et nous examinerons si, malgré leurs blessures, ils sont encore susceptibles d'accouplement.

Je m'arrêterai là pour aujourd'hui et je renverrai au semestre d'été la continuation de nos expériences sur le système nerveux.

Mais, messieurs, je ne puis descendre de cette chaire sans vous offrir l'expression de ma profonde gratitude pour l'accueil que j'ai reçu de vous, et la bienveillance dont vous m'avez donné tant de preuves. Il y a eu de part et d'autre la même franchise, la même indépendance. C'est ce qui me fait attacher une si grande valeur à vos suffrages ; car, autant il répugnerait à mon caractère et à mes habitudes de flatter mon auditoire pour être flatté par lui, autant je suis sensible à ces témoignages spontanés de sympathie obtenus sans avoir été sollicités.

FIN DU TOME PREMIER.

TABLE INDICATIVE

DES SUJETS

TRAITÉS DANS CE VOLUME.

FIN DE LA TABLE.

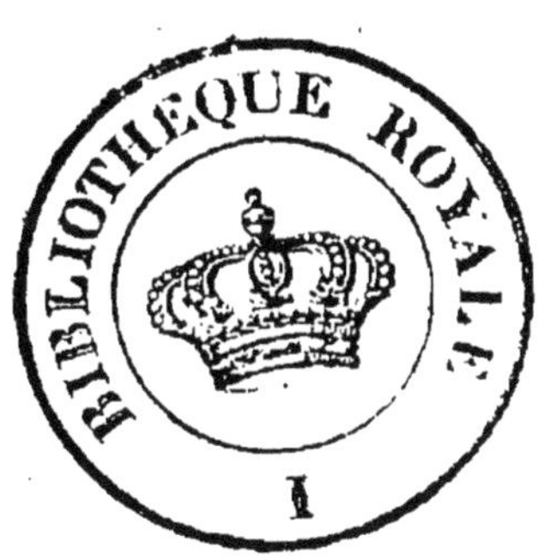

www.ingramcontent.com/pod-product-compliance
Ingram Content Group UK Ltd.
Pitfield, Milton Keynes, MK11 3LW, UK
UKHW012009240726
13965UKWH00001B/249